Specialty Issues in the Management and Treatment of COVID-19
新冠肺炎相关专科问题的处理

主　编　乔　杰　金昌晓

副主编　孙永昌　周庆涛　付　卫

编　者　（按姓名汉语拼音排序）

曹宝山　崔丽艳　付　卫　郭向阳

金昌晓　马青变　乔　杰　沈　宁

孙永昌　童笑梅　王晓华　王　悦

胥　婕　赵扬玉　周庆涛

北京大学第三医院组织编写

U0257574

北京大学医学出版社

XINGUAN FEIYAN XIANGGUAN ZHUANKE WENTI DE CHULI

图书在版编目（CIP）数据

新冠肺炎相关专科问题的处理 / 乔杰，金昌晓主编
. —北京：北京大学医学出版社，2020.2
ISBN 978-7-5659-2164-3

Ⅰ.①新⋯ Ⅱ.①乔⋯ ②金⋯ Ⅲ.①日冕形病毒－
病毒病－肺炎－病案－分析 Ⅳ.① R563.1

中国版本图书馆 CIP 数据核字（2020）第 031542 号

新冠肺炎相关专科问题的处理

主　　编：乔　杰　金昌晓
出版发行：北京大学医学出版社（电话：010-82802495）
地　　址：（100191）北京市海淀区学院路 38 号　北京大学医学部院内
电　　话：发行部 010-82802230；图书邮购 010-82802495
网　　址：http://www.pumpress.com.cn
E - m a i l：booksale@bjmu.edu.cn
印　　刷：北京信彩瑞禾印刷厂
经　　销：新华书店
策划编辑：王凤廷　高　瑾
责任编辑：畅晓燕　高　瑾　梁　洁
责任校对：靳新强　　责任印制：李　啸
开　　本：880 mm×1230 mm　1/32　印张：5.875　字数：140 千字
版　　次：2020 年 2 月第 1 版　2020 年 2 月第 1 次印刷
书　　号：ISBN 978-7-5659-2164-3
定　　价：38.00 元
版权所有，违者必究
（凡属质量问题请与本社发行部联系退换）

主编简介

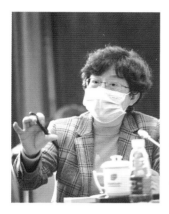

乔杰，中国工程院院士，北京大学第三医院院长

作为北京大学援鄂医疗队领导组组长，于2020年2月1日起驻守武汉一线。协同北京大学各援鄂医院领导和专家组成员，充分发挥北大医学多学科合作优势，为提高新冠肺炎危重患者治愈率、降低病死率履行相应职责。

作为国家产科质控中心专家委员会主任，第一时间深入前线调研分析武汉地区孕产妇安全情况，指导工作。特别受邀在著名医学杂志《柳叶刀》上，就妊娠期新型冠状病毒感染的临床特点及是否存在母婴垂直传播问题，发表重要述评，与国际同道分享中国经验。

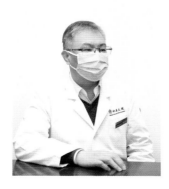

金昌晓，北京大学第三医院党委书记

中国医院协会医院文化专业委员会常委

中国医院协会人力资源管理委员会常委

北京医院协会医院经营管理专业委员会主任委员

中华预防医学会健康促进与教育分会副主任委员

中国人体健康科技促进会副会长

《叙事医学》杂志主编

长期从事医院管理，对医院经营管理、信息化、绩效考核、医院服务和医疗改革等方面有较深入的了解，积累了丰富经验。

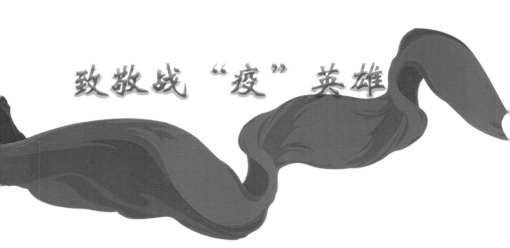

致敬战"疫"英雄

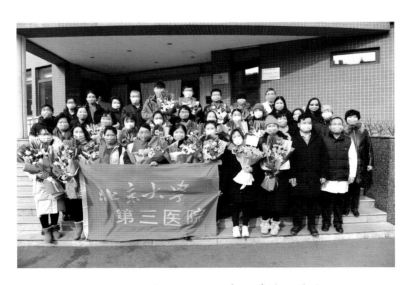

2020 年 1 月 26 日，北京大学第三医院
第一批援鄂抗疫国家医疗队出征

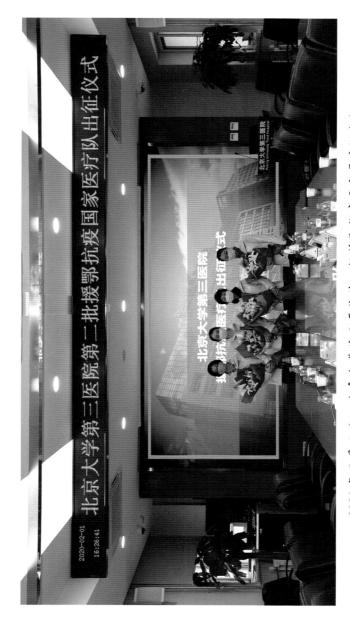

2020年2月1日，北京大学第三医院第二批援鄂抗疫国家医疗队出征

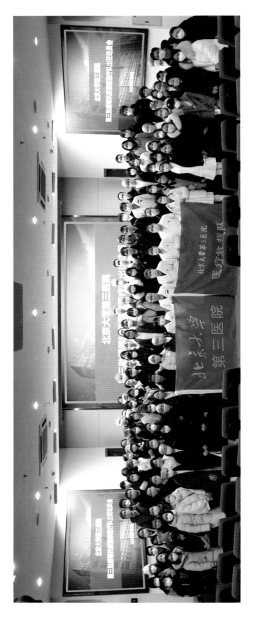

2020 年 2 月 7 日，北京大学第三医院第三批援鄂抗疫国家医疗队出征

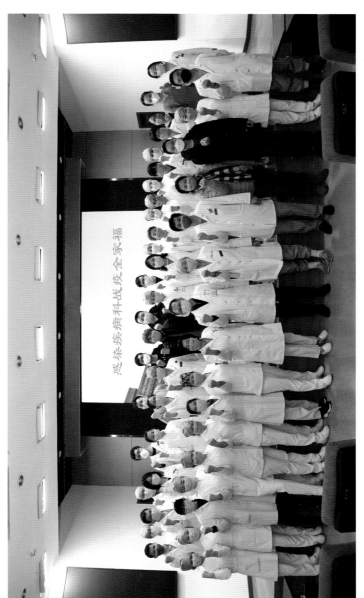

感染疾病科及支援人员

医疗专家组例会

前　言

这个冬天，注定让人刻骨铭心。一场突如其来的新型冠状病毒肺炎疫情发端武汉、蔓延波及全国。

新型冠状病毒肺炎（简称新冠肺炎）是新型冠状病毒感染引起的急性呼吸道传染病，是一种强传染性疾病，是我们每一个人都需要面对的考验，对医务工作者尤甚。科学防治，尤其关键。

作为日均就诊人次达 15 000 左右的北京大学第三医院（简称"北医三院"），在这场战役中，面临着极为严峻的考验。随着多批次医务人员挺进武汉，面对疫情，三条战线形成。在北京，一是新冠肺炎患者的筛查，二是其他患者的正常救治；在武汉，作为国家队，救治新冠肺炎重症患者是工作重点。

病毒肆虐，让我们不禁联想到 2003 年的严重急性呼吸综合征（又称非典型性肺炎，简称"非典"）。当年，北医三院参与了抗击"非典"的全过程，全院动员，齐心协力，科学救治，战斗在北京抗击"非典"的最前沿。北医三院收治了北京市 1/10 左右的"非典"患者，做到了"非典"患者救治率高、院内感染率低、患者后遗症少，向祖国和人民交上了一份满意的答卷。

抗击新冠肺炎是一场没有硝烟的战斗。我们结合 17 年前抗击"非典"的经验，根据此次救治新冠肺炎患者过程中的实际情况，进行了系统总结，涵盖多个学科。面对不同专科的医护人员，本书内容的编写从如何做好流行病学调查到如何避免交叉感染，从如何正确认识核酸检测的"阴性结果"到全面认识实验室检测，从"临床诊断"的意义到影像学特征，从孕产妇管理、母婴传播的可能性到儿童新冠肺炎病例点评及诊疗流程……

我们希望通过分享在实际临床工作中的经验和体会，让更多的医务工作者从中得到启发，以共同面对这次考验。当然，我们对新型冠状病毒的认识还非常有限，目前的总结仅基于本书出版前的工作经验，随着时间的推移内容会进一步更新完善。

"团结、奉献、严谨、求实"是北医三院的院训。出色完成抗击"非典"任务的北医三院人，再一次肩负起守护人民生命健康的重任。相信在党和政府的领导下，在各界人士的支持下，在全体医务人员的共同努力下，我们一定能够打赢这场防控疫情攻坚战！

编委会

2020 年 2 月

目　　录

第一章

综合医院发热急诊如何进行流行病学调查及如何避免交叉感染

一、综合医院发热急诊如何进行流行病学调查？

在传染病的排查和诊断过程中，流行病学史一直有着极其重要的地位。根据国家卫生健康委员会、国家中医药管理局发布的《新型冠状病毒肺炎诊疗方案（试行第六版）》，流行病学史作为新型冠状病毒感染的重要诊断依据，详细的流行病学调查是必需的。

自 2019 年 12 月发生新冠肺炎疫情以来，最初的感染者多与武汉华南海鲜市场有关，随后蔓延至武汉全市，继而武汉周边的湖北其他地区，到目前，北京市内已出现多起无武汉、湖北其他地区等疫区旅行史的确诊患者，根据新冠肺炎疫情的扩散趋势，还需及时调整流行病学调查的内容。

关于发热急诊流行病学调查程序，我们的经验为：

1. 设立筛查分诊台

将原发热急诊分诊台前移至发热急诊入口处，使患者一进入发热急诊诊区就立刻接受流行病学调查，流行病学史阳性和阴性患者分区就诊。

2. 设计流行病学调查表（以下简称"流调表"）

根据疫情发展并结合本地情况，设计切实可行的流调表，让患者或家属填写。

3. 以流调表形式进行初步流调

筛查分诊台向患者发放流调表，患者进入发热急诊诊区后第一时间填写流调表，交由护士核对。及时筛出流行病学史阳性患者，引导到专门诊区候诊和就诊。

4. 流调表的内容

（1）患者一般情况：主要包括患者姓名、电话、身份证号、户籍地、现住址、常住地址、职业、单位等信息。

说明：患者一般信息必须仔细填写，住址填写到具体的街道、小区、门牌号，单位填写到部门。以上内容为专家组会诊记录、传染病上报卡、转诊单等各种上报信息的必需内容，一次填写全面，避免反复向患者询问。详细的住址便于查对患者居住的街道、小区是否有确诊病例。患者的职业、单位便于判断是否为新型冠状病毒感染的高危工作者，如医护人员、公交车司机、快递员等。

（2）重点关注内容

1）发病前 14 天内是否去过武汉及湖北其他地区（如果是，具体地区和来京日期）；

2）发病前 14 天内是否在有病例报告的社区居住过或旅行过（如果是，具体地区和来京日期）；

3）发病前 14 天内是否接触过自武汉 / 湖北其他地区来京的发热或有呼吸道症状的患者；

4）发病前 14 天内是否接触确诊或疑似的新冠肺炎患者。

（3）外出史

1）是否来自外国或外地（如果是，具体国家或地区和来京日期，详细的出行方式）；

2）是否在发病前14天内有外国及外地旅行史（如果是，具体国家或地区和来京日期，详细的出行方式）；

3）是否在发病前14天内接触过来自及去过外国或外地的发热患者。

（4）其他接触史

1）是否在发病前2周内接触过其他发热患者；

2）是否在发病前2周内接触过其他有咳嗽等呼吸道症状的患者；

3）发病前后是否有密切接触的人（包括同事、同学、家人等）有发热或咳嗽等呼吸道症状。

5. 流行病学调查内容不断更新

流调表交由筛查分诊台护士进行核对，护士据此进行分诊。随着疫情变化和疾病传播特点，我们重点关注的内容要有动态变化。

（1）在新冠肺炎疫情早期，该病尚未在北京市内持续传播时，武汉外出史是筛查的重点，包括是否为武汉来京人员、是否14天内曾经到过武汉、接触过自武汉回京人员（加问武汉来京人员是否有呼吸道症状、是否发热、是否疑似或确诊新冠肺炎）、乘坐公共交通工具经停武汉等。

（2）随着武汉周边地区、甚至整个湖北地区感染和确诊人数的增加，筛查重点需扩大至整个湖北地区。

（3）随着武汉封城已达14天、而北京市内出现无武汉和湖北其他地区接触史的确诊病例，筛查的重点应关注患者是否经常出入公共场所、是否乘坐公共交通工具外出（加问出行方式、乘坐的火车车次、航班班次等）、是否参加过人员密集度大的聚会、是否接触过疑似或确诊的新冠肺炎患者，所居住小区、所工作单位等是否有疑似/确诊患者等。

（4）随着众人对疫情的重视，人们外出时多佩戴口罩并注意保持 1 米以上距离，在公共场所的感染概率略有下降，但家庭生活几乎不做防护，家庭聚集发病成为常见原因，所以聚集发病为现阶段流行病学调查的一个重点内容。根据新冠肺炎诊疗和防控指南，聚集性病例是指 14 天内在小范围（如一个家庭、一个工地、一个单位等）发现 1 例确诊病例，并同时发现 1 例及以上发热和（或）呼吸道感染病例。在上述情形下，发现 2 例及以上确诊病例，且病例间可能存在因密切接触导致的人际传播的可能性或因共同暴露而感染的可能性，判定为聚集性病例。但发热急诊筛查可能的新冠肺炎患者时，此聚集性病例标准应更为广泛，以免漏诊可能的患者。我们建议：14 天内小范围内（如一个家庭、一个工地、一个单位等）出现 2 例及以上发热和（或）呼吸道症状患者即可作为新冠肺炎排查对象。

（5）鉴于新冠肺炎早期和轻症患者症状不典型甚至轻微，很多患者无发热表现，所以仅有咳嗽等呼吸道症状而不伴发热的患者，如果流行病学史阳性，也需进一步完善检查和检验排查新冠肺炎。

6. 医生核实并深入流行病学调查

（1）护士将流行病学史阳性患者分诊至专门的筛查诊室就诊。筛查诊室医生在充分防护下接诊患者，核实并深入了解患者的流行病学信息。必要时通过网络查询患者外出所乘火车/航班内是否有确诊患者，患者居住社区是否有确诊患者，患者所接触疑似/确诊患者信息，并结合与患者先后发病的其他家庭成员或聚集发病病例情况，判断患者流行病学史是否有意义。根据最新新冠肺炎诊疗方案明确患者是否为疑似新冠肺炎患者，并完成进一步的诊疗。

（2）护士将流行病学史阴性患者分诊至普通发热诊室就诊。普通发热接诊医生仍需再次详细询问患者流行病学史，并完善必要的检查和检验，对不能除外新冠肺炎的患者引导至筛查诊室或收住隔离留观病房进一步明确诊断。

7. 开发电子化流调表

以上流行病学调查内容可以电子化，使用预问诊小程序，患者于筛查分诊台手机扫码后自行填写或由分诊护士指导、协助填写，提交后相应内容插入患者的电子病历，护士、医生核实后适当修改、保存。

电子化的好处包括：

1）患者扫码后自行填写，减少多个患者集中在分诊台填写，或使用同一支笔填写进而交叉感染的风险；

2）便于保存患者自行填写的原始信息，保证信息的真实性；

3）填写内容直接插入电子病历，省去医生录入的过程，缩短就诊时间，减少他人候诊时间，减小交叉感染的风险。

8. 确诊患者阳性流行病学史举例

病例1 武汉来京人员，曾到过华南海鲜市场附近，仅咳嗽，无发热，确诊。（无发热，但有明确的流行病学史，需进行新冠肺炎的排查）

病例2 北京学生，未离开过北京，接待自武汉来京旅游的父母和弟弟，和母亲先后发热，均确诊。（本人无外出史，

但有武汉人员接触史、有聚集性发病现象，需进行新冠肺炎的排查）

病例3 北京城市管理执法人员，未曾离开过北京，工作中接触外地来京人员较多，确诊。（职业特点和特殊职业的重要性）

病例4 夫妻2人出国旅游，所乘航班有确诊患者，丈夫先发病，2次核酸检测阴性。后妻子发病，确诊，结合妻子病史，考虑丈夫为临床诊断病例。（乘公共交通工具出行，根据航班信息明确为新冠肺炎密切接触人群；有流行病学相关性家人的确诊指导了患者的临床诊断）

病例5 一家6口，春节期间曾聚餐，均未曾离开过北京，未接触疑似或确诊新冠肺炎患者。其中1人发热伴咳嗽、胸部CT检查发现肺炎，疑似新冠肺炎；后家中另1人恶心、气短，胸部CT检查发现肺炎；家中第3人曾经发热、腹泻，症状已完全缓解，但胸部CT检查亦发现肺炎，其后3人均确诊。（聚集发病的重要性）

二、综合医院发热急诊如何避免交叉感染？

1. 发热急诊诊区的设置

发热急诊诊区严格按照传染病病区要求进行设置，分为清洁区、缓冲区和污染区，医务人员和患者分别有专用通道。污染区为发热患者就诊和留观区域，分为普通发热患者诊区、新冠肺炎筛查患者专用诊区、新冠肺炎疑似患者留观病房等。各区相对独立，避免交叉感染。

2. 工作人员的管理

发热急诊诊区医务人员，包括检查、检验、收费、药房等辅助科室人员，卫生员、医辅人员、配膳员等外包人员相对固定，进行属地化管理，进入发热急诊诊区工作前要接受院感防控、防护装备穿脱等方面的培训，考核合格方能上岗。会诊、维修等其他临时进入发热急诊诊区人员，需有专人陪同，引导其进出发热诊区及穿脱防护用品。所有进入发热急诊诊区的工作人员必须严格按照发热急诊诊区医务人员路线进出，根据工作内容和地点进行必要防护，规范穿脱防护用品，避免环境污染和交叉感染。

3. 设立筛查分诊台（初筛）

将原发热急诊分诊台前移至发热急诊入口处，筛查分诊台护士需指导所有进入发热急诊诊区患者及家属正确佩戴口罩。患者一进入发热急诊诊区就立刻接受流行病学调查，使流行病学史阳性和阴性患者分区就诊，将流行病学史阳性患者及时分流至专门诊区候诊，避免给普通发热诊区造成环境污染，减少与普通发热患者的接触，避免交叉感染。

4. 设立筛查专用诊室

在一个独立的区域设立专门诊室用于接诊新冠肺炎流行病学史阳性患者。经筛查分诊台进行初步流行病学调查，具备阳性流行病学史的患者由医务人员引导至专用诊室就诊，避免与普通发热患者同时就诊，安置候诊及输液患者间距大于1米，以减少交叉感染的机会。

5. 普通发热诊区的接诊要求

对于经分诊台初步筛查显示流行病学史阴性的患者，将其指引至普通发热诊区就诊，护士监督患者及家属就诊全程正确佩戴口罩，候诊、就诊、缴费、检验、检查时患者间距尽可能大于 1 米。

6. 医生再次详细询问流行病学史（再筛）

普通发热诊室医师接诊患者后再次询问流行病学史，并完善相关检查，对仍不能除外新冠肺炎的患者，及时指引至筛查专用诊室就诊。

7. 及时隔离疑似新冠肺炎患者

经专家组会诊定为疑似新冠肺炎患者，及时进入留观病房单间隔离。

8. 流行病学史阳性患者及疑似新冠肺炎患者的检查和检验

凡是于筛查专用诊室就诊的流行病学史阳性患者和接受隔离的疑似新冠肺炎患者，其检查和检验申请单上需做好特殊标识，提示相关检查检验科室医务人员做好防护。

针对发热患者设立专用 CT 室，新冠肺炎流行病学史阳性患者及疑似新冠肺炎患者行胸部 CT 检查时，需提前电话通知发热患者专用 CT 室，提示其疏散其他普通发热患者，医护人员做好防护，并通知感染科专门医辅人员护送患者经专门路线至 CT 室完成检查并送回。检查期间，嘱患者全程佩戴医用外科口罩。检查完成后，CT 室按标准进行消毒后再为普通发热患者进行检查。

9. 隔离留观病房的管理

（1）查房和护理患者要求：先巡视新冠肺炎疑似患者，再巡视确诊的新冠肺炎患者。每次接触患者后必须进行手卫生消毒，手套上出现可见污物后需更换外层手套，无可见污物者，用消毒液消毒双手。每次接触患者后隔离衣需喷洒含氯消毒液，为患者进行气管插管等气溶胶浓度较大的操作后需更换外层隔离衣，避免交叉感染。

（2）及时转定点医院：留观病房有疑似新冠肺炎患者被确诊后立刻联系转定点医院。对于高度疑似的病例，在进行病毒核酸检测的同时联系定点医院转院事宜。

（3）隔离留观病房的物品尽量使用一次性物品或专用设备，病历等资料采用电子化传输或传真等形式，隔离区物品原则上不带出污染区，必须带出的物品和设备需经严格消毒。

10. 疑似 / 确诊新冠肺炎患者转运

要提前做好转运患者预案。应使用路途最短、人流最少的路线，转运前与接收科室做好沟通，提前做好防控措施，并有专人护送。

转运患者后转运通道（包括电梯间）和转运物品（包括患者使用的平车、轮椅等）要及时进行消毒。

（梁京津　胥婕）

第二章

新型冠状病毒实验室检测有哪些

　　新冠肺炎（COVID-19）是一种新发的急性呼吸道传染病，及时对新冠肺炎做出准确诊断，对于患者有效治疗、改善预后、强化感染防控具有重要意义。实验室检测新型冠状病毒的方法主要包括病毒核酸检测、抗体和抗原检测，其中核酸检测为新型冠状病毒的感染提供直接的病原学证据，是目前确诊的金标准。我们在正确认识实验室检测在感染确诊中具有重要价值的同时，必须科学了解其检测原理，充分考虑检测结果与疾病进展、转归及严重程度的关系，客观分析每种检测方法的优势和影响因素。

一、新型冠状病毒的核酸检测

（一）核酸检测的主要方法有哪些？

1. 实时荧光定量聚合酶链反应（polymerase chain reaction，PCR）

　　病毒核酸检测通常采用的方法是实时荧光定量 PCR 技术，即在已知病毒核酸序列的情况下，对病毒进行体外扩增以达到检测患者体内病毒载量的目的。在进行 PCR 扩增前需要进行样本的预处理（病毒的灭活），然后进行核酸的提取、逆转录和扩增，扩增结束后读取结果（图 2-1）。PCR 技术操

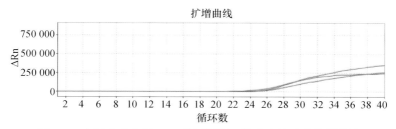

图 2-1　实时荧光定量 PCR 检测新型冠状病毒核酸的扩增曲线

作精细复杂，对实验室和技术人员资质有严格的要求，整个实验过程长达 4 小时甚至更长时间，工作人员在检测过程中存在感染风险。疫情发生以来，检验医学领域的专家学者和体外诊断试剂企业迅速反应，研制出多种新型冠状病毒检测的 PCR 试剂，但是由于基因位点的差异、检测下限、有无内标等原因，不同品牌的试剂之间结果存在一定的差异。但是随着试剂的进一步优化，相信很快能够有满足临床需求的试剂研发成功。

2. 核酸的即时检验（point-of-care testing，POCT）

　　实验室能够快速获得检测结果，为临床的诊断治疗提供及时准确的依据和支持至关重要。常规 PCR 技术耗时较长，如何改进核酸提取和扩增流程，缩短检测和报告时间是目前迫切需要解决的问题。POCT 技术将 PCR 的提取、配制和扩增三个步骤缩成一个步骤，减少所有的手工操作过程，大大缩短报告时间。同时这种方法可以弥补某些医疗机构不具备 PCR 实验室条件的不足，检测过程全程封闭，无需长时间开放处理样本，提高了工作人员的安全性。POCT 产品由于其便携性、使用简便，因此在本次疫情防治过程中起到重要作用。但检测时间的缩短，可能会在一定程度上降低检测灵敏度，增加核酸假阴性现象的发生。

3. 芯片法

疫情发生期间，正值流感等呼吸道病毒感染的高发期，目前已有新型冠状病毒合并甲型流感病毒感染的病例报道，因此快速鉴别诊断多种呼吸道病毒感染具有重要意义。芯片法使用针对不同呼吸道病毒的多种特异性探针，可以同时完成包括新型冠状病毒在内的多种常见呼吸道病毒检测，提供全面的呼吸道感染病原学筛查，有助于新型冠状病毒感染的诊断和鉴别诊断，以及混合感染的病原学诊断。目前芯片法可结合 PCR 或恒温核酸序列扩增技术（NASBA），提高检测的灵敏度，可基本满足快速、准确检测的紧急需求，一份样本实现多重检测，快速、高效、节约样本和时间，适用于多种样本，包括痰液、鼻咽拭子、肺泡灌洗液等。但与传统 PCR 技术相比，检测成本较高。

4. 测序技术

在疫情初期，面对未知的新的病原体，基因测序是快速确定病毒序列的首选方法。根据国家卫生健康委员会发布的《新型冠状病毒肺炎实验室检测技术指南（第五版）》，除 PCR 外，基因测序也被列为确诊新型冠状病毒的标准方法。基因测序仪可用于病毒核酸序列的精准测序，锁定新型冠状病毒的特有基因序列，达到测序"金标准"，从而弥补目前普遍采用的 PCR 方法不够精确的不足。若利用 Sanger 测序平台与配套的检测试剂盒，只需要采集疑似或确诊患者的呼吸道或血液标本，提取、测序和分析，只需 3 小时就可以快速精准检测，确诊新冠肺炎患者。但测序方法对于操作技术、检测设备要求较高，所需样本量较大。

（二）核酸检测的标本采集及影响因素有哪些?

合格的样本采集对于提高核酸检测的阳性率和准确性、降低假阴性率和假阳性率具有重要意义。根据《新型冠状病毒肺炎实验室检测技术指南（第五版）》中的要求，每个病例必须采集急性期呼吸道标本，包括上呼吸道标本（咽拭子、鼻拭子、鼻咽抽取物等）和下呼吸道标本（深咳痰液、支气管或肺泡灌洗液、肺组织活检标本等）。根据患者临床表现、病程和轻重程度进行采样。轻症患者、高度疑似患者或有密切接触史者，标本采集的优先顺序为鼻咽拭子、口咽拭子、痰液，为提高阳性率，可同时采集 1 份鼻咽拭子和 1 份口咽拭子于同一标本采集管中。重症病例优先采集下呼吸道标本，如支气管或肺泡灌洗液等。出现眼部感染症状的病例，需采集眼结膜拭子标本。出现腹泻症状的病例，需留取粪便标本。以观察疗效和控制传染源为目的时，可采集确诊患者的粪便和血液进行检测。标本采集后需及时送检，最好在采样后 2 ～ 4 小时，若不能及时送检可于 4℃冰箱保存 24 小时，超过 24 小时于－ 80℃冰箱保存，避免反复冻融[1]。

1. 鼻咽拭子

尽可能采集患者发病 3 天内的鼻咽拭子标本。以拭子测量鼻尖到耳垂的距离并用手指作标记，将拭子以垂直鼻子（面部）方向插入鼻腔，拭子深入距离最少应达耳垂部位到鼻尖长度的一半，使拭子在鼻内停留 15 ～ 30 秒，轻轻旋转 3 ～ 5 次，迅速将拭子放入装有 2 ml 裂解液（与核酸提取试剂盒中裂解液相同）的标本采集管或含 RNA 酶抑制剂的细胞保存液中，插入拭子后在靠近顶端处折断无菌拭子杆，旋紧管盖并用封口膜封闭。

2. 口咽拭子

尽可能采集发病 3 天内患者的咽拭子标本。宜用无菌植绒拭子采样，适度用力拭抹咽后壁部位，应避免触及舌部；迅速将无菌拭子放入用于采集鼻咽拭子的采集管中，在靠近顶端处折断无菌拭子杆，旋紧管盖并用封口膜封闭。

3. 痰液

收集痰液标本时不宜开放气道收集标本。收集深部咳嗽痰液于一次性无菌旋盖采样杯中，采样杯中装入 2 ml 蛋白酶 K（1 g/L）。收集痰液后旋紧杯盖并用封口膜封口，尽可能 30 分钟内送检。如果需长距离运输标本时不宜先添加蛋白酶 K。

4. 肺泡灌洗液（BALF）

重症患者或病情进展迅速的肺炎患者，由临床医生无菌操作下吸取 ≥ 5 ml BALF 到带螺帽的 50 ml 无菌容器中。收集标本后旋紧标本盖并用封口膜封口。

5. 血液

发病后 7 天内或危重症患者，或考虑病毒血症患者，可采集血液标本。使用含有乙二胺四乙酸（EDTA）抗凝剂的真空采血管采集血液标本 2 ～ 4 ml。

6. 粪便

如发病早期出现腹泻等消化道症状的患者，则留取粪便标本 3 ～ 5 g（黄豆大小）。标本收集于含 2 ml 生理盐水（有条件时可添加 RNA 酶抑制剂）的带螺帽标本采集管中并用封口膜封口[1]。

（三）核酸检测假阴性结果的影响因素有哪些？

理论上核酸检测是能最早确诊新型冠状病毒感染的方法，但当前新型冠状病毒核酸检测的假阴性问题已被广泛关注。从实验室的角度分析核酸检测假阴性的主要原因有：

1. 试剂盒检测下限不同

由于此次疫情的突发性，检测试剂从研发到注册的周期大大缩短，时间紧迫导致试剂的临床验证不充分，试剂的质量参差不齐，在临床实际应用过程中需要不断积累数据，比较验证。另外，不同试剂的检测下限存在差异，只有当采集的样本中病毒载量达到一定拷贝数时，才能被检测到。目前试剂检测限最低的可以达到 100 拷贝数 / 毫升，最高的为 1000 拷贝数 / 毫升，导致检测灵敏度不同。因此对于高度疑似的病例建议采取 2 种以上的试剂进行检测和验证。

2. 试剂盒基因位点不同

不同试剂以新型冠状病毒基因组中不同的特异性序列作为检测靶标，设计不同的探针，主要的检测位点包括开放读码框 1ab（ORF1ab）、核壳蛋白（nucleocapsid protein，N）基因、包膜蛋白（envelope protein，E）基因等。而目前一些试剂仅检测 ORF1ab 一个靶标基因位点，有的则检测 ORF1ab 和 N 两个靶标基因位点。根据《新型冠状病毒肺炎实验室检测技术指南（第五版）》的要求，实验室确认阳性病例需满足以下两个条件中的一个：

（1）同一份标本中新型冠状病毒 2 个靶标（ORF1ab、N）实时荧光 RT-PCR 检测结果均为阳性。如果出现单个靶标阳性的检测结果，则需要重新采样，重新检测。如果仍然为单靶标阳性，判定为阳性。

（2）两种标本实时荧光 RT-PCR 同时出现单靶标阳性，或同种类型标本两次采样检测中均出现单个靶标阳性的检测结果，可判定为阳性。

3. 样本采集质量

不同标本类型新型冠状病毒核酸的检出率存在差异，根据新型冠状病毒感染人体的特征，病毒感染后通过鼻腔和口腔进入咽部，再到气管、支气管，进而到达肺泡，不同病程阶段不同部位样本的病毒载量不同。由于肺泡上皮细胞的病毒受体表达较高，因此一般认为下呼吸道标本优于上呼吸道标本[2]，病毒载量较多，检出率高，但下呼吸道标本不容易获得，通常需要通过气管插管或支气管镜的方式，操作要求较高，易喷溅，传播风险较高。通过患者深咳痰液也可以获得下呼吸道标本，但受到患者依从性的影响，往往只能获得从上呼吸道干咳出的部分白痰，且易受唾液污染。而临床上更容易取样的是上呼吸道标本（以鼻咽拭子为主），但样本质量与患者配合及操作者的技术水平密切相关，采样的手势，取样的部位、深度、次数，唾液酶的污染及拭子材质等都会对上呼吸道标本的质量产生较大影响，获得含毒标本量少，导致核酸检测假阴性结果[3]。建议同时采集同一患者多部位标本，合并进行检测，以提高阳性率。有消化道症状的患者，可同时采集粪便标本检测。

另外，采样时机也是影响呼吸道标本检测的重要因素。一般呼吸道病毒感染于发病 24 ～ 72 小时病毒在鼻、咽部的浓度较高，之后逐渐下降，目前新型冠状病毒潜伏期较长，病程转归尚不清楚，因此尚无法明确最佳的采样时机。即使在患者发病 3 天内按照标准流程通过鼻咽拭子采样也不能保证获得含有足够检测的病毒载量的样本。

4. 标本的保存、运输及处理

新型冠状病毒属于 RNA 病毒，RNA 病毒很容易被降解，环境中也存在大量 RNA 酶，如果标本的保存、运输及处理不规范，新型冠状病毒易被降解，很难稳定保存，也可能造成假阴性结果。因此含有新型冠状病毒的样本建议放在病毒保存液中，且在 4℃及以下低温条件保存（24 小时内）并及时送检，24 小时内不能进行检测的标本置于－ 80℃冰箱中保存，避免反复冻融。核酸检测前首先需要对标本进行处理，在 56℃进行病毒的灭活，病毒灭活步骤可能会导致部分核酸的损失，降低检测的灵敏度。另外，核酸手动提取过程长，操作复杂，对技术人员要求高，若实验室空间气溶胶里或所使用的耗材中含有 RNA 酶也可能导致病毒的降解，核酸提取的数量和质量是影响检测效率的关键。

5. 患者自身原因

目前对于新型冠状病毒在体内的复制过程和机制尚不清晰，病毒是否存在间断复制而呈现核酸载量的波动变化尚不明确。另外，临床治疗是否对患者体内的病毒产生了一定的抑制作用还有待进一步探究。

综上可见，核酸检测的影响因素较多，不同病程及严重程度患者体内的病毒载量存在差异，因此核酸检测阴性不能排除新型冠状病毒的感染，需要排查可能导致核酸检测假阴性的原因。新型冠状病毒感染患者的诊断应结合流行病学情况、临床表现、影像学检查、新型冠状病毒抗体检测结果等综合判断，对临床高度疑似的患者应多点采样、多次检测病毒核酸水平。

二、新型冠状病毒的抗体检测

目前由于核酸检测对实验室和人员资质要求高，技术难度较大，操作时间长，假阴性率偏高，且其中很多情况受客观条件的限制难以避免。因此可以考虑补充新型冠状病毒特异性抗体（IgG 抗体和 IgM 抗体）检测，用于新型冠状病毒感染的快速筛查、辅助诊断、感染状态的判断及流行病学调查，有助于核酸检测阴性但临床疑似患者的确诊。《新型冠状病毒肺炎实验室检测技术指南（第五版）》中也强调了呼吸道样本核酸检测和血清抗体检测用于新型冠状病毒疑似患者的筛查与诊断。

对于大多数细菌、病毒所致的急性感染或感染性疾病早期，最早产生的抗体是 IgM。特异性 IgM 应答是短暂的，由 B 细胞表面受体直接分泌，在感染早期出现，2 周左右达到高峰，随后维持 2 ~ 4 周后降低直至消失，因此 IgM 水平可反映机体是否处于急性感染状态，作为早期诊断的主要指标。而特异性 IgG 抗体则在感染中晚期出现，滴度持续升高，并持续存在，因此可以通过观察特异性 IgG 抗体的动态变化，对病毒感染进行血清学辅助诊断（图 2-2）。大量临床证据表明不同病原体感染机体后 IgM 和 IgG 水平的动态变化遵循相似的规律，新型冠状病毒感染后体内抗体水平的变化也可能会符合此变化规律，即特异性 IgM 可能作为急性新型冠状病毒感染的标志物，另外采用双份血清样本检测新型冠状病毒特异性 IgG 水平，第一份样本应在发病初期（急性期）尽早采集，第二份样本在发病后 3 ~ 4 周（恢复期）采集，若第二份样本中特异性抗体的滴度高于第一份样本的 4 倍以上，则可能对病毒急性感染的判断有较大价值，但特异性抗体在新型冠状病毒感

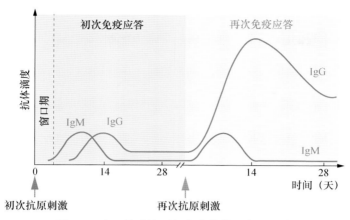

图 2-2　病原体感染后机体内抗体的变化规律

染过程中的变化情况及抗体检测在新型冠状病毒感染诊断中的临床意义还有待进一步研究明确。

（一）抗体检测的方法有哪些？

目前新型冠状病毒抗体检测的方法主要有免疫层析法（或称金标法）、酶联免疫吸附法（ELISA）和化学发光法等。这些抗体检测手段都是临床常规应用的实验室方法，与核酸检测相比，操作简单、快速，可批量检测，且对于检测实验室的要求较低，可以在基层实验室完成，有利于早期诊断和排除可疑病例，适合基层医院大规模筛查。

（二）抗体检测的标本如何采集？

国家卫生健康委员会发布的《新型冠状病毒肺炎诊疗方案（试行第六版）》和《新型冠状病毒肺炎实验室检测技术指南（第五版）》中均指出血清标本尽量采集急性期、恢复期双份血清。第一份血清应尽早（最好在发病后 7 天内）采集，第二份血清应在发病后第 3 ～ 4 周采集。采集量 5 ml，建议使用无抗凝剂的真空采血管。血清标本主要用于抗体的测定，从血清抗体水平对病例的感染状况进行确认。血清标本不进行核酸检测。相对于呼吸道样本，血清样本采集更为简单，病毒传播风险较小。

（三）抗体检测的结果如何判读以及影响因素有哪些?

与其他感染性疾病的血清学诊断类似，由于抗体的检测容易受到血液中一些物质的干扰，如类风湿因子、补体、高浓度的非特异性免疫球蛋白、溶血所致的高浓度血红蛋白、嗜异性抗体等，可能出现"假阳性"结果。一般抗体的出现晚于核酸和抗原，存在"窗口期"，此期间常用免疫学检测手段无法检测到抗体。因此特异性抗体的检测只能用于病毒感染的辅助诊断，而不能代替核酸检测，不能作为新型冠状病毒感染诊断的"金标准"，如何将特异性抗体检测与病毒核酸检测方法联合应用，还需要通过大样本临床试验进一步评价和验证。

抗体检测必须同时检测 IgM 和 IgG 抗体，且需要动态监测抗体水平的变化，抗体检测可能出现的结果组合有四种模式：IgM（＋）/IgG（－）感染早期、IgM（＋）/IgG（＋）急性恢复早期或再次感染、IgM（－）/IgG（＋）感染恢复期和 IgM（－）/IgG（－）未感染或窗口期[2]。

三、新型冠状病毒的抗原检测

抗原检测主要是检测病毒表面的一些蛋白质，也可作为感染性疾病免疫学诊断的早期指标。通常病原体感染后抗原的出现早于抗体，但抗原往往持续时间较短，随着体内抗体的出现，抗原与抗体结合而无法检测到。抗原检测的主要方法有胶体金免疫层析试验、ELISA、化学发光法、免疫荧光法等，临床上常用的方法是胶体金免疫层析试验，该方法操作简便，多用于快速筛查。甲型和乙型流感病毒感染时可通过定性检测咽拭子标本中的流感病毒抗原进行快速筛查，不同试剂盒、不同标本类型（鼻咽或口咽拭子）、不同入组人群的临床研究所获得的灵敏度和特异度相差较大。以 PCR 为金标准，甲型和乙型流感病毒抗原快速检测方法的特异度均较高（＞90%），灵敏度分别为 15.4% ～ 95.95% 和 18.2% ～ 88.3%[4-9]，其中儿童由于呼吸道流感病毒排毒量更大，持续时间更长，因此患儿病毒抗原检测的灵敏度高于成人。总体来讲，病毒核酸检测的阳性率和灵敏度高于抗原检测，这可能与核酸序列变异导致病毒抗原漂移或感染初期和后期受免疫清除的影响抗原表达量低有关。另外 HBV、HCV 和 HIV 等病毒感染时，临床上可以通过检测患者血清中的 HBsAg、HCV 抗原、HIV p24 抗原，同时结合相应抗体和核酸检测结果综合分析，辅助感染性疾病的早期诊断，缩短抗体检测的"窗口期"，判断患者感染状态、监测治疗效果。因此新型冠状病毒抗原检测可能也会在临床诊治中具有一定的价值，特别是检测咽拭子中的新型冠状病毒抗原在疾病的早期筛查中可能意义较大，但是单独检测抗原，也可能存在漏诊的情况，因此抗原检测阴性并不能排除新型冠状病毒的感染。

附：检验人员的防护

新型冠状病毒核酸检测、抗体和抗原检测的生物安全风险不同，因此可以遵循不同的生物安全分级进行个人防护。

进行病毒核酸检测，要求完成核酸检测的检验人员具备相应工作资质，接受过相关知识专业培训，熟练掌握相关规范、操作规程、生物安全防护知识和实验操作技能，经过相关知识培训并考核合格。按照三级生物安全防护要求配备防护用品，包括工作服、防护服、一次性工作帽、医用防护口罩（N95）、外科口罩、护目镜、面罩、双层手套、防水靴和鞋套等[10-11]。

进行病毒抗体或抗原的血清学检测，要求检验人员接受过相关知识专业培训，熟练掌握相关规范、操作规程、生物安全防护知识和实验操作技能，经过培训并考核合格。按照二级生物安全防护要求配备防护用品，包括工作服、医用外科口罩、乳胶手套、医用防护帽，必要时（如有喷溅风险）可加护目镜。需要离心获得血清样本的操作时，工作人员不得离开，注意观察离心过程是否正常，离心前标本禁止开帽，标本离心后，至少静置10分钟，打开离心机盖，用75%乙醇或含氯消毒剂喷雾消毒，然后进行后续检测流程。如有标本容器破损或疑似破损，则立即停止离心，静置30分钟后，小心开盖，用75%乙醇或含氯消毒剂喷雾消毒后进行处理。

以咽拭子为标本进行病毒抗原的快速筛查时，可在生物安全二级实验室开展，同时采用三级生物安全防护[11]。

参考文献

［1］中华医学会检验医学分会．新型冠状病毒肺炎病毒核酸检测专家共识．中华医学杂志，2020，100（00）：E003-E003.

［2］张瑞，李金明．如何减少新型冠状病毒核酸检测的"假阴性"．中华检验医学杂志，2020，100（00）：E008-E008.

［3］莫茜，秦炜，傅启华，等．正确认识新冠病毒核酸检测的影响因

素. 中华检验医学杂志，2020，43（00）：E002-E002.

［4］刘宁，张立丽，赵艳明，等. 2016—2018 年某院甲、乙型流感病毒流行病学特点及检测方法比较. 检验医学与临床，2019，19（2）：184-186.

［5］陈晨，范清琪，陈刚，等. 流感病毒两种快速抗原检测方法的对比分析. 中国感染与化疗杂志，2017，17（01）：29-32.

［6］杨慧，程娟，潘秋辉. 胶体金技术检测流感病毒的应用评价. 国际病毒学杂志，2019，26（6）：423-426.

［7］Eggers M，Enders M，Terletskaia-Ladwig E. Evaluation of the Becton Dickinson Rapid Influenza Diagnostic Tests in Outpatients in Germany during Seven Influenza Seasons. PLoS One，2015，10（5）：e0127070.

［8］Busson L，Hallin M，Thomas I，et al. Evaluation of 3 rapid influenza diagnostic tests during the 2012-2013 epidemic：influences of subtype and viral load. Diagn Microbiol Infect Dis，2014，80（4）：287-291.

［9］Bosevska G，Panovski N，Janceska E，et al. Flu A+B with Real Time PCR in the Diagnosis of Influenza. Folia Med（Plovdiv），2015，57（2）：104-110.

［10］童永清，汪明，徐万洲，等. 新型冠状病毒核酸检测临床实验室操作规范的建议. 中华检验医学杂志，2020，43（00）：E003-E003.

［11］中华医学会检验医学分会. 2019 新型冠状病毒肺炎临床实验室生物安全防护专家共识. 中华检验医学杂志，2020，43（00）：E001-E001.

（崔丽艳　杨硕）

第三章

如何认识胸部 CT 和核酸检测在新冠肺炎诊断中的作用

2019 年 12 月以来，湖北省武汉市陆续发现了多例新冠肺炎患者，随着疫情的蔓延，我国其他地区也相继发现了此类病例。北京大学第三医院根据卫生健康主管部门要求，制订了相应的诊疗和防控方案及应急预案，成立了由呼吸科、感染科、急诊科、放射科、儿科等相关学科专家组成的医疗专家组，通过多学科会诊，及时对疑似病例进行排查和诊断。

"早发现、早隔离"是控制新冠肺炎疫情的关键措施。在综合医院众多的发热门诊就诊患者中，既要把疑似病例识别出来，同时还要尽可能避免把其他原因导致的发热和肺炎患者"误作"疑似患者，以免过度检查，浪费医疗资源，这是一线医生所面临的挑战。在早期以输入性病例为主的地区，流行病学史是关键的诊断线索；到目前为止，从我们诊断的病例来看，明确的流行病学史是"筛查"的主要依据，只有个别病例没有找到明确的线索。但是，如果疾病在当地有进一步传播，流行病学史会变得不清晰，会增加发现病例的难度。这时，临床表现和影像学（胸部 CT）特征就成为早期发现病例的重要依据。

一、如何看待胸部 CT 在新冠肺炎诊断中的作用？

与普通胸部 X 线检查相比，胸部 CT 的应用无疑会更早发现肺炎。记得 2003 年严重急性呼吸综合征（SARS）流行时，肺炎的诊断主要依赖胸片检查，因普通胸部 X 线检查不能发现早期肺炎表现，我们的病例中接近 25% 的患者初次就诊时"胸部 X 线检查无明显异常"，但通过系列胸部 X 线检查发现，平均 4 天之后这些患者会出现"肺炎"表现而确诊，最长的超过 1 周才出现明显的肺炎阴影[1]。现在胸部 CT 检查的广泛应用有利于早期发现肺炎，新冠肺炎的 CT 表现具有明显的特征性，早期呈现多发小斑片影及间质改变，以肺外带明显，进而发展为双肺多发磨玻璃影、浸润影。因此，医生通过流行病学史、临床表现、实验室检查（血常规）和 CT 特征，就可以识别出"高度疑似"病例（临床诊断病例）。

随着 CT 的早期应用，也要注意第一次 CT 检查可能会出现"阴性结果"，因为"肺炎"能在 CT 上显示，也需要时间。我们诊断的一例患者，女性，51 岁，由武汉来京，发热次日就诊时肺部 CT 未见明显肺炎病变；因持续发热（38.5℃），3 天后复查肺部 CT，出现以肺外周分布为主的多发磨玻璃影、浸润影（图 3-1），进一步病毒核酸检测阳性确诊。随后其女儿也因发热 1 天就诊，胸部 CT 也未显示肺炎，但因咽拭子病毒核酸检测阳性，确诊为"轻型"新型冠状病毒感染。像这样发病早期的小片状肺炎病灶，在普通胸部 X 线检查中是发现不了的。这样的病例提示我们，对于高度疑似新型冠状病毒感染的个例，即使发热初期胸部 CT 无肺炎表现，如持续发热，也应考虑进行随访 CT 检查。自《新型冠状病毒感染的肺炎诊疗方案（试行第五版）》开始，在临床分型中，增加

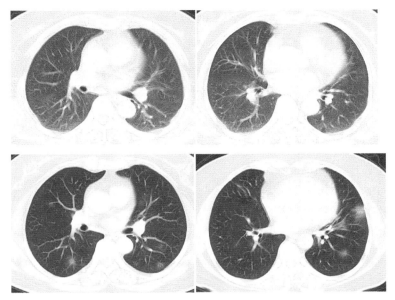

图 3-1　发热 1 天后胸部 CT 未显示肺炎病变（上行图），发热第 4 天胸部 CT 显示肺外带多发片状渗出影（下行图）

了"轻型"-临床症状轻微，影像学未见肺炎表现的患者；但这种"轻型"病例需要动态观察，有的或许一直属于轻型直至痊愈，但有的会进行性加重，甚至有发展到重型或危重型的可能。另外需要指出的是，新冠肺炎的 CT 表现尽管具有特征性，但这些表现也可见于其他病毒性肺炎，例如目前也属于流行季节的流感病毒肺炎，还有比较常见的腺病毒肺炎等。其他例如支原体肺炎、军团菌肺炎和某些细菌性肺炎，也需要加以鉴别。在这种情况下病原学检测能不能跟得上，就显得特别重要了。

二、如何看待病毒核酸检测的诊断价值？

毋庸置疑，病原学检查是明确肺炎病因的主要依据；但任何病原体导致的肺炎，病原学检查都会存在不同程度的"假阴性"。核酸检测理论上是目前发现呼吸道病毒阳性率最高的方法，从我们诊断的新冠肺炎病例来看，咽拭子病毒核酸检测总体上是可靠的（阳性率大概在 70% 以上），也就是说绝大多数高度疑似的病例，得到了病毒核酸检测阳性的支持。但确实也有个别病例，有明确的流行病学史，临床表现、实验室检查和胸部 CT 表现，与新冠肺炎是一致的，但两次甚至多次核酸检测为阴性。对于这样的病例，我们通常是做出临床诊断，按照新冠肺炎进行治疗和管理。

可能是考虑到病毒核酸检测在临床实践中存在的假阴性问题，《新型冠状病毒肺炎诊疗方案（试行第六版）》在"病例的发现与报告"一节，删除了"疑似病例连续两次呼吸道病原核酸检测阴性（至少间隔 1 天），方可排除"。这样的改动，可避免因病毒核酸假阴性而把真病例错误地排除。同时试行第六版诊疗方案补充提出，为提高核酸检测阳性率，建议尽可能留取痰液，实施气管插管患者采集下呼吸道分泌物，标本采集后尽快送检[2]。

国内专家共识同样提出，新冠肺炎的核酸检测可采用多种标本。轻症患者、高度疑似患者或有密切接触史者，标本采集优选顺序为鼻咽拭子、口咽拭子、痰液，为提高阳性率，可同时采集 1 份鼻咽拭子和 1 份口咽拭子于同一标本采集管中[3]。目前临床上常用的咽拭子标本，可受发病时间、标本采集方法、实验室操作等因素影响，出现一定的假阴性率。对于咳痰的患者，痰液检测的阳性率可能更高，同时检测咽拭子和痰液无疑会提高阳性率。另外，粪便、血液标本中也可发现病毒核酸。尽管病毒特异性抗体检测无助于早期诊断，但对于核酸阴性的患者，抗体检测也有一定的辅助诊断价值。当然，病毒抗原的快速检测亦可作为核酸检测的补充，据悉有关试剂正在研发中。

参考文献

［1］Sun YC，Yao WZ，Wang XH，et al. Clinical diagnostic approach to severe respiratory syndrome. an institution's experience. Chin Med J，2003，116：1464-1466.

［2］国家卫生健康委员会．新型冠状病毒肺炎诊疗方案（试行第六版）.

［3］中华医学会检验医学分会．新型冠状病毒肺炎病毒核酸检测专家共识．中华医学杂志，2020，100（00）：E003.

（孙永昌）

第四章

如何认识新冠肺炎"临床诊断"的意义

传染病的诊断一般都是采用疑似病例和确诊病例两个标准。确诊病例就是要找到明确的病原体证据，比如核酸检测阳性等。随着医学科学的不断进步，对于病毒核酸的检测能力在不断提升。但是，由于受到标本采集、检测技术及试剂质量等多种因素的影响[1]，新型冠状病毒核酸检测部分患者存在假阴性。按照传染病管理办法，确诊病例一旦确诊就应该进行严格的隔离和治疗。但由于新型冠状病毒核酸检测可存在假阴性，实际存在已经感染、只是没有核酸检测阳性结果的患者，这些患者在家中自我隔离，稍有不慎或者本身隔离意识不强，就容易造成传染人群进一步扩大。因此，通过"临床诊断"将这些患者纳入确诊病例进行管理，不仅可以改善患者临床转归，同时也可最大程度控制传染源，对于控制疫情意义重大。

一、临床诊断是否可靠？

临床诊断是临床医生根据所掌握的医学知识与临床情况恰当结合，并坚持正确临床思维的结果，是根据患者的病史、症状、体征、影像学等资料做出的诊断，在临床实践中应用广泛。在此次疫情早期 59 例不明原因肺炎患者即为临床诊断，是在武汉华南海鲜市场流行病学史、临床表现、CT 特征、排除常见病原体后综合分析做出的临床诊断，后经病原学检测 41 例被确诊为新冠肺炎[2]，表明临床诊断是可靠的。

二、新冠肺炎的临床诊断标准是什么？

在武汉市及湖北其他地区，新冠肺炎患者众多，并非每个医院都能进行病毒核酸检测，检测能力是有限的，如果要等核酸检测，会延误诊断，延误治疗。因此，在对新冠肺炎认识不断深入和诊疗经验不断积累的基础上，及时提出临床诊断。针对湖北省疫情特点，2020 年 2 月 4 日国家卫生健康委员会办公厅、国家中医药管理局办公室印发的《新型冠状病毒感染的肺炎诊疗方案（试行第五版）》在湖北省的病例诊断分类中增加了"临床诊断"，其标准为疑似病例具有肺炎影像学特征者即为新冠肺炎临床诊断病例。具体标准如下：

（一）湖北省以外省份

1. 疑似病例

（1）流行病学史

1）发病前 14 天内有武汉市及周边地区，或其他有病例报告社区的旅行史或居住史；

2）发病前 14 天内与新型冠状病毒感染者（核酸检测阳性者）有接触史；

3）发病前 14 天内曾接触过来自武汉市及周边地区，或来自有病例报告社区的发热或有呼吸道症状的患者；

4）聚集性发病。

（2）临床表现

1）发热和（或）呼吸道症状；

2）具有肺炎影像学特征：早期呈现多发小斑片影及间质改变，以肺外带明显。进而发展为双肺多发磨玻璃影、浸润影，严重者可出现肺实变，胸腔积液少见；

3）发病早期白细胞总数正常或降低，或淋巴细胞计数减少。

有流行病学史中的任何一条，且符合临床表现中任意 2 条。无明确流行病学史的，符合临床表现中的 3 条。

2. 确诊病例

疑似病例，具备以下病原学证据之一者：

（1）呼吸道标本或血液标本实时荧光 RT-PCR 检测新型冠状病毒核酸阳性。

（2）呼吸道标本或血液标本病毒基因测序，与已知的新型冠状病毒高度同源。

（二）湖北省

1. 疑似病例

结合下述流行病学史和临床表现综合分析：

（1）流行病学史

1）发病前 14 天内有武汉市及周边地区，或其他有病例报告社区的旅行史或居住史；

2）发病前 14 天内与新型冠状病毒感染者（核酸检测阳性者）有接触史；

3）发病前 14 天内曾接触过来自武汉市及周边地区，或来自有病例报告社区的发热或有呼吸道症状的患者；

4）聚集性发病。

（2）临床表现

1）发热和（或）呼吸道症状；

2）发病早期白细胞总数正常或降低，或淋巴细胞计数减少。

有流行病学史中的任何一条或无流行病学史，且同时符合临床表现中 2 条。

2. 临床诊断病例

疑似病例具有肺炎影像学特征者。

3. 确诊病例

临床诊断病例或疑似病例，具备以下病原学证据之一者：

（1）呼吸道标本或血液标本实时荧光 RT-PCR 检测新型冠状病毒核酸阳性。

（2）呼吸道标本或血液标本病毒基因测序，与已知的新型冠状病毒高度同源。

三、新冠肺炎"临床诊断"对于疫情防控的意义是什么？

由上述标准可见，新冠肺炎确诊的方法有两个，一是核酸检测，二是基因测序检测。但基因测序对设备、生物信息学团队、成本、检测周期都有较高的要求，所以目前主要通过核酸检测确诊新冠肺炎。因此，新冠肺炎临床诊断病例与确诊病例实际上就差一个核酸检测阳性结果。核酸检测阳性率偏低，说明还有相当一部分阴性患者没有得到收住院的管理和救治，通过临床诊断可把符合临床诊断标准的患者纳入确诊病例进行管理，轻症的隔离以避免在外造成不必要的传播，重症患者能得到及时救治从而降低病死率。

根据该方案，湖北省对既往的疑似病例开展了排查并对诊断结果进行了订正，在湖北省病例诊断分类中增加了"临床诊断"，并将临床诊断病例数、新纳入确诊病例数，进行公布。于是 2 月 12 日湖北省新增确诊病例 14 840 例，较前大幅增加，主要是因为纳入了临床诊断病例（13 332 例）。临床诊断病例按照确诊病例进行管理对于传染病防控非常重要，最大程度控制了武汉市及整个湖北省的新冠肺炎传染源，对于取得抗击疫情战役的胜利意义重大。

我院坚持高级别专家组讨论确定临床诊断，避免漏诊造成的疫情扩散。

针对此次新冠肺炎疫情，我院制订了详细的疫情防控工作方案，始终坚持发热门诊筛查、专家组会诊、高级别专家组每日例会讨论制度，通过不同级别医生的三次把关，避免遗漏核酸假阴性患者。对高级别专家组讨论后认定的高度疑似患者坚持临床诊断，即使多次核酸检测阴性仍不排除疑似病例，坚持通过隔离治疗避免疫情扩散和医院交叉感染，取得了很好的效果。

四、病例与点评

以下为我院高级别专家组例会讨论后确定的 2 个临床诊断病例，其诊断和治疗过程具有一定代表性：

病例一

女性，74 岁。患者因发热 6 天就诊，体温最高 37.6℃，伴乏力、咽干、咽痛，无咳嗽、咳痰、呼吸困难，无腹泻、恶心、呕吐，无鼻塞、流涕等。口服阿莫西林及连花清瘟胶囊 3 天无明显改善。既往体健。

流行病学史： 16 天前曾参加聚餐（约 2～3 小时），其中 1 人后被确诊为新冠肺炎。

体格检查： T 37.6℃，P 92 次/分，R 20 次/分，BP 131/60 mmHg。神志清楚，无明显呼吸急促表现，口唇、甲床无发绀。不吸氧状态下外周氧饱和度 93%。

辅助检查： 甲、乙型流感病毒筛查阴性。血常规：白细胞（WBC）5.24×10^9/L，血红蛋白（HGB）155 g/L，血小板（PLT）304×10^9/L，淋巴细胞百分数 32.5%，淋巴细胞绝对值 2.09×10^9/L。胸部 CT：双肺多发斑片状磨玻璃密度影（图 4-1）。

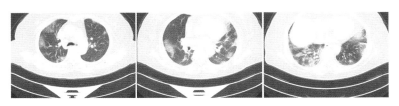

图 4-1　胸部 CT 表现为双肺多发斑片状磨玻璃密度影

诊治经过： 院内专家组会诊后诊断为新冠肺炎疑似病例，后行两次咽拭子新型冠状病毒核酸检测，结果均为阴性。提请高级别专家组讨论，考虑患者与确诊病例有密切接触史，发热，血 WBC 正常，胸部 CT 表现为胸膜下、外周分布为主的磨玻璃密度影，符合新冠肺炎特点[3-4]，尽管 2 次咽拭子新型冠状病毒核酸检测阴性，临床诊断应考虑为新冠肺炎（重型），因当时只有确诊病例才能转诊定点医院，故将患者收住呼吸重症监护负压病房。入院后又连续进行多次咽拭子病毒核酸检测，无明确阳性结果，高级别专家组讨论仍坚持临床诊断新冠肺炎（重型），继续住呼吸重症监护负压病房，给予对症支持治疗，病情逐渐好转。直至患者住院第 13 日，其配偶及儿子均出现发热，就诊于我院发热门诊，血 WBC 均正常、胸部 CT 表现均以双肺多发磨玻璃密度影为主，后均确诊为新冠肺炎。因此，该患者不仅临床表现典型，且流行病学史明确，此后出现家庭聚集性发病等更为强烈的流行病学特点，经北京市专家组复核同意临床诊断为新冠肺炎，转定点医院进一步治疗。

病例点评： 本病例中患者多次咽拭子核酸检测未能确诊，如果临床排除了疑似病例，作为普通患者收住呼吸与危重症医学科普通病房，有可能传染医务人员及同病区患者，结果可想而知是灾难性的。但我院从发热门诊主管医生、专家组会诊，到高级别专家组例会讨论，按照防控方案流程进行规范诊治，尤其高级别专家组结合患者流行病学史、临床表现、血常规、胸部 CT 检查综合分析，始终按照临床诊断病例进行负压病房单间隔离治疗，直至住院第 13 天才因为家庭聚集性发病而被北京市专家组复核认定为临床诊断病例，转定点医院治疗。大家的努力和坚持换来了满意的结果，不仅患者病情好转，而且医务人员及同病区患者零感染。该病例体现了临床医生规范诊疗、坚持原则的重要性，为防止医院交叉感染起到了示范作用。

病例二

男性，38 岁。主因发热 6 天就诊。体温最高 38.6℃，伴咳嗽、咳痰，痰量不多，伴乏力、头晕、畏寒，无呼吸困难，无鼻塞、流涕等。间断腹泻 2 天，糊状便，无腹痛。口服头孢克肟无明显改善。既往史：体健。

流行病学史：2020 年 1 月 18 日乘坐飞机出国，同一航班内有确诊新冠肺炎的患者，与本例患者的座位较近。2020 年 1 月 31 日返回北京。本例患者的妻子亦于同一天内出现发热。

入院查体：T 37.9℃，P 93 次 / 分，BP 123/71 mmHg。神志清楚，无明显呼吸急促表现，口唇、甲床无发绀。不吸氧状态下外周氧饱和度98%。

辅助检查：甲、乙型流感病毒筛查阴性。血常规：WBC $4.96×10^9$/L，HGB 153 g/L，PLT $84×10^9$/L，淋巴细胞百分数 37.5%，淋巴细胞绝对值 $1.86×10^9$/L。胸部 CT：双肺多发胸膜下分布磨玻璃影及实变影，以左下肺为主（图 4-2）。

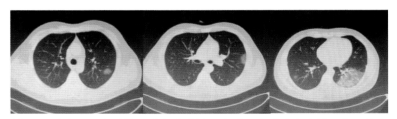

图 4-2　胸部 CT 表现为双肺多发外周及胸膜下磨玻璃密度影，左下肺大片状高密度影，磨玻璃影与实变影混合

诊治经过：第 1 次咽拭子新型冠状病毒核酸检测阴性，第 2 次为弱阳性，第 3 次为阴性，未能确诊。高级别专家组讨论认为，该患者与确诊病例曾有接触，且妻子亦出现发热，流行病学特点比较明确，临床表现发热、咳嗽，胸部 CT 符合新冠肺炎影像学特点，应高度怀疑新冠肺炎可能。患者虽然核酸检

测阴性不能确诊，仍临床诊断新冠肺炎（普通型），转海淀区定点医院治疗。

此后，其妻子咽拭子新型冠状病毒核酸检测为阳性，确诊为新冠肺炎，为本例患者的临床诊断增加了一条有力的证据支持。

病例点评：本病例 3 次咽拭子新型冠状病毒核酸检测未能确诊，如果临床排除了疑似病例，因其病情轻而很可能离院居家治疗，稍有不慎便可能引起居住社区及所到之处的接触者感染，成为疫情扩散的隐患。但我院高级别专家组并未盲目地根据核酸检测阴性结果而将其排除疑似病例，而是坚持临床思维，结合患者流行病学史、临床表现、血常规、胸部 CT 特征综合分析，坚持临床诊断为新冠肺炎，从而转区定点医院治疗，避免了患者回归社会、传染接触者的风险。

五、经典病例的启示是什么？

作为一个呼吸与危重症医学科医生，经过了多年的临床思维训练，能够通过仔细地询问病史和体格检查发现有助于诊断的"蛛丝马迹"，综合分析检验、检查结果，从而给出正确的临床诊断，这样才能制订正确的治疗方案和措施。先进的检验技术例如病毒核酸检测技术，对于临床医生来讲是不可或缺的，对于确定诊断非常有帮助，但也要认识到其局限性，更不能因为结果阴性而轻易否定临床诊断。

我院这两例临床诊断病例非常具有代表性，病例一的正确处理避免了医院交叉感染，病例二的正确处理则避免了患者回归社会造成疫情扩散的风险。新冠肺炎临床诊断标准对于控制疫情无疑是有帮助的，尤其是在湖北省特定时间段内意义更大。但通过提高病原学检测水平达到确诊仍是努力的方向和目标，2020 年 2 月 18 日国家卫生健康委员会办公厅、国家中医药管理局办公室印发的《新型冠状病毒肺炎诊疗方案（试行第六版）》未再设立"临床诊断"。

参考文献

［1］中华医学会检验医学分会. 新型冠状病毒肺炎病毒核酸检测专家共识. 中华医学杂志, 2020, 100(00):E003-E003.

［2］Huang C，Wang Y，Li X，et al. Clinical features of patients infected with 2019 novel coronavirus in Wuhan，China. Lancet，2020. pii：S0140-6736（20）30183-5. doi：10.1016/S0140-6736（20）30183-5.［Epub ahead of print］

［3］Chung M，Bernheim A，Mei X，et al. CT Imaging Features of 2019 Novel Coronavirus（2019-nCoV）. Radiology，2020：200230. doi：10.1148/radiol.2020200230.［Epub ahead of print］

［4］黄璐，韩瑞，于朋鑫，等. 新型冠状病毒肺炎不同临床分型间 CT 和临床表现的相关性研究. 中华放射学杂志，2020，54（00）：E003-E003.

（周庆涛　梁瀛）

第五章

新冠肺炎的胸部 CT 特征有哪些

一、新冠肺炎的胸部 CT 表现有哪些?

根据疾病的时间窗及机体的不同反应状态，胸部 CT 表现可分为早期、进展期、重症期及恢复期表现，特征分述如下[1]:

1. 早期

反映以肺泡壁及细支气管周围间质损伤为主的特征。

（1）淡薄的小斑片或大片状磨玻璃密度影，多数边缘不清，部分边缘清晰。

（2）磨玻璃密度影内的细支气管管壁有增厚，可见细支气管的充气支气管征；血管影增粗，边缘欠光整，邻近胸膜可有轻度增厚。

（3）可单发或多发，可呈片状或结节状。

（4）多分布于中下肺叶，多位于胸膜下或叶间裂下，或者沿支气管血管束分布。

2. 进展期

病变多样多变，符合病毒性肺炎的一般特征。

（1）原有病变多数病灶范围扩大，病灶内出现大小、程度不等的实变，可见结节和晕征、反晕征，实变病灶内可见充气支气管征。

（2）原有磨玻璃密度影或实变影也可融合或部分吸收，融合后病变范围和形态常发生变化，不完全沿支气管血管束分布。

（3）新发病灶出现，其表现与早期病灶相似。

3. 重症期

趋向急性呼吸窘迫综合征（ARDS）表现。

（1）双肺弥漫性实变，密度不均，其内见充气支气管征与支气管扩张，非实变区可呈斑片状磨玻璃密度影。

（2）双肺大部分受累时呈"大白肺"表现。

（3）叶间胸膜和双侧胸膜常见增厚。

（4）可出现少量胸腔积液，呈游离性或局部包裹。

4. 恢复期

度过重症期可向好的方向转归，部分普通型病例可越过重症期直达此期。

（1）病灶范围缩小，密度逐渐减低，磨玻璃密度影可完全吸收。

（2）趋向纤维化表现，可见条索影（注：是否为可逆性变化或逐渐加重的间质纤维化，还需病例资料进一步观察）。

二、经典病例

病例一

女，51岁。

流行病学史：湖北籍，2020年1月20日自武汉来京旅游。

症状：发热5天，体温最高38.4℃，伴咳嗽、少量白痰，伴乏力、头痛、关节痛及一过性畏寒，无呼吸困难。

实验室检查：WBC 4.42×10^9/L，HGB 139 g/L，PLT 160×

10^9/L，淋巴细胞（LYM）百分比 38.5%。

胸部 CT：双肺胸膜下多发大小不等斑片、结节状磨玻璃密度影，可见晕征（图 5-1）。

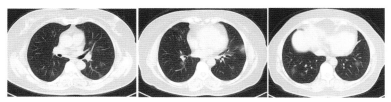

图 5-1 胸部 CT 表现双肺胸膜下多发大小不等斑片、结节状磨玻璃密度影，可见晕征

病例二

男，33 岁。

流行病学史：2020 年 1 月 14 日至 1 月 16 日至武汉出差。

症状：发热 5 天，体温最高 38.5℃，伴咳嗽、咳痰、乏力、肌肉酸痛、头痛，无呼吸困难。

实验室检查：WBC 7.14×10^9/L，HGB 141g/L，PLT 201×10^9/L，淋巴细胞（LYM）百分比 41.6%。

胸部 CT：双肺多发大小不等斑片状磨玻璃密度影，边界模糊，以胸膜下及肺底部明显，其内密度不均匀（图 5-2）。

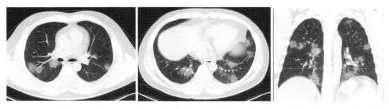

图 5-2 胸部 CT 表现双肺多发大小不等斑片状磨玻璃密度影，边界模糊，以胸膜下及肺底部明显，其内密度不均匀，冠状位（右图）可清晰显示病变的分布

病例三

男，30岁。

流行病学史： 2020年1月19日接触武汉返京人员，该名人员及其妻子均发热。

症状： 发热2天，体温最高40.3℃，伴乏力、头痛、肌肉酸痛，无咳嗽、咳痰及呼吸困难。

实验室检查： WBC 5.22×10^9/L，HGB 165 g/L，PLT 140×10^9/L，LYM 百分比29.3%。

胸部CT：

（1）左肺上叶尖后段不规则斑片或结节影，密度较实、不均匀，可见充气支气管征。

（2）右肺下叶背段胸膜下见多发斑片状磨玻璃密度影，边界不清，符合叶段形态，部分病灶中心密度较实（图5-3）。

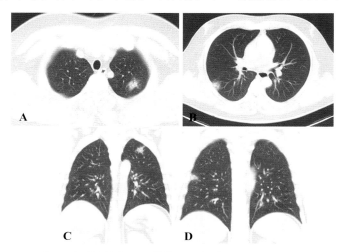

图5-3　**A**和**C**分别从轴位和冠状位显示左肺上叶尖后段不规则斑片影，密度较实、不均匀，可见充气支气管征。**B**和**D**分别从轴位和冠状位显示右肺下叶背段胸膜下斑片状磨玻璃密度影，边界不清，符合叶段形态，病灶中心密度较实

病例四

女，60 岁。

流行病学史：其子确诊为新冠肺炎。

症状：发热 1 天，体温最高 38.4℃，伴牙痛、关节痛，无咳嗽、咳痰、呼吸困难。

既往史：糖尿病。

实验室检查：WBC 4.81×10⁹/L，HGB 140 g/L，PLT 106×10⁹/L，LYM 百分比 23.5%。

胸部 CT：右肺下叶背段胸膜下见磨玻璃密度影，轴位符合叶段形态，冠状位呈类圆形，其内密度不均，可见反晕征（图 5-4）。

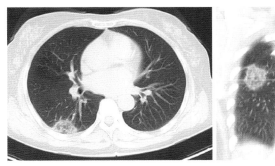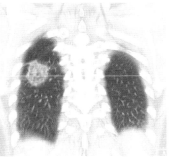

图 5-4 右肺下叶背段胸膜下见磨玻璃密度影，轴位符合叶段形态（左图），冠状位呈类圆形（右图），其内密度不均，可见反晕征

病例五（重型）

男，80 岁。

流行病学史：无。

症状：发热 12 天，体温最高 38.2℃，伴乏力、头痛，无咳嗽、咳痰及呼吸困难。

既往史：肺癌。

实验室检查：WBC 6.80×10^9/L，HGB 156 g/L，PLT 234×
10^9/L，LYM 百分比 7.9% ↓。

胸部 CT：双肺支气管血管束增粗紊乱，见弥漫多发斑片
状磨玻璃密度影、条索及网状影，伴小叶间隔增厚，可见扩张
的支气管分支影（图 5-5）。

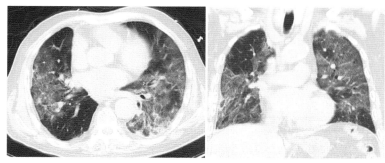

图 5-5 双肺支气管血管束增粗紊乱，见弥漫多发斑片状磨玻璃密度影、
条索及网状影，伴小叶间隔增厚，可见扩张的支气管分支影

参考文献

[1] 中华医学会放射学分会．新型冠状病毒肺炎的放射学诊断：中华医
学会放射学分会专家推荐意见（第一版）．中华放射学杂志，2020，
54（00）：E001-E001.

（王晓华）

第六章

需要与新冠肺炎鉴别的常见病毒性肺炎及鉴别要点有哪些

一、除新型冠状病毒外，其他可导致肺炎的病毒有哪些？

自 2003 年严重急性呼吸综合征（SARS）流行以后，人们对呼吸道病毒感染有了非常深刻的印象，切实体会到呼吸道病毒对人类健康的危害。随着病毒检测技术的发展与应用，呼吸道病毒在成人社区获得性肺炎病原学中的地位逐渐突显。几项多中心研究结果显示，我国成人社区获得性肺炎患者中病毒检出率为 15.0% ～ 34.9%，除此次的新型冠状病毒之外，其他常见的可导致肺炎的病毒还包括流行性感冒病毒、腺病毒、副流感病毒、鼻病毒及呼吸道合胞病毒等[1-4]。

二、流感病毒肺炎有哪些特点？与新冠肺炎如何鉴别？

流行性感冒是一种常见的呼吸道传染病，具有突然暴发、迅速扩散、易传染的特点，每年流行且有季节性，冬春季高发。流行性感冒的发病率高，人群普遍易感。因此，即便是在当前的新冠肺炎疫情下，流行性感冒亦不容忽视。

1. 哪些人群易发生流感病毒肺炎？

流行性感冒病毒通常导致上呼吸道感染，并非所有流行性感冒病毒感染后都会出现肺炎。流感病毒肺炎的高危人群包括：5 岁以下儿童、65 岁以上老年人、有慢性心肺基础疾病、代谢疾病和慢性肝病的患者，以及孕妇、肥胖人群和免疫抑制患者[5]。

2. 什么情况下需考虑流感病毒肺炎？

常见的流感样症状包括急性起病的发热、畏寒、乏力、头痛、全身酸痛等。如果在此基础上出现干咳、呼吸困难、反复发热、心动过速、低氧血症、发绀、肺部啰音；血常规白细胞计数不升高或减低，C 反应蛋白（CRP）不升高，血清降钙素原（PCT） $<$ 0.1 μg/L；胸部影像学检查见新发浸润影；对抗菌药物治疗反应慢或无反应，则可以做出流感病毒肺炎的初步判断[6]。

3. 流感病毒肺炎的胸部影像学表现有哪些？

在病毒性肺炎中，流感病毒肺炎的胸部影像学表现最为多样，大体可分为三种类型[7-8]：①肺泡/间质受累为主型，即表现为肺部单发或多发磨玻璃影和实变影（图6-1），此型临床最为常见，病情更加严重。②小气道受累为主型，胸部高分辨率CT（HRCT）可表现为弥漫性树芽征、支气管管壁增厚和支气管周围实变（图6-2）。③混合型，即上述两种类型混合存在。上述影像学表现与流感病毒肺炎导致坏死性支气管/细支气管炎和弥漫性肺泡损伤的病理改变相一致。

4. 新冠肺炎和流感病毒肺炎的鉴别要点有哪些？

新冠肺炎和流感病毒肺炎的鉴别要点包括：①新冠肺炎

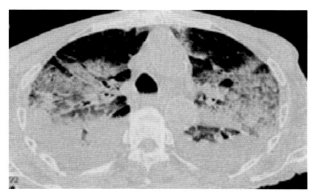

图 6-1　患者 79 岁，男性。发热、咳嗽、呼吸困难，双肺可见广泛实变和磨玻璃影，支气管肺泡灌洗液（BALF）流行性感冒病毒核酸检测阳性

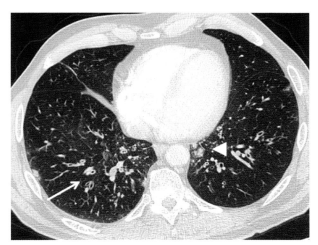

图 6-2　患者 29 岁，女性。发热、咳嗽、气短，双肺可见广泛树芽征和支气管管壁增厚，伴小斑片状磨玻璃影。痰液流行性感冒病毒核酸检测阳性

患者通常有湖北武汉等疫区接触史或输入性聚集发病史，而流感病毒肺炎患者无上述流行病学史。②新冠肺炎起病可隐匿、潜伏期长、首发症状多样且不典型[9]，而流感病毒肺炎

患者更多表现为起病急，可迅速进展至急性呼吸窘迫综合征（ARDS）。③新冠肺炎早期典型的胸部影像学表现为双肺多发斑片状磨玻璃影，以肺外周胸膜下分布为著，病变肺组织和正常肺组织之间通常界限清晰（图6-3），树芽征和支气管管壁增厚等小气道受累征象少见[10]。流感病毒肺炎更多表现为双肺下叶大片融合实变伴磨玻璃影，病变肺组织范围更广、密度更高（图6-1），而且可同时伴有广泛树芽征、支气管管壁增厚等小气道受累征象。

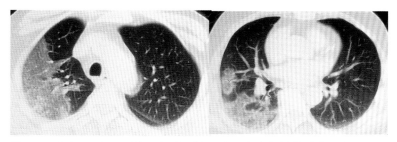

图6-3 患者78岁，男性。有武汉新冠肺炎确诊病例接触史。发热、气短。胸部CT可见右肺多发斑片状磨玻璃影，呈外周分布。咽拭子新型冠状病毒核酸检测阳性

当前正处于流行性感冒的高发季节和全国新冠肺炎疫情蔓延的形势下，二者同样为病毒性肺炎，其临床表现、实验室检查和影像学检查存在很多相似之处，鉴别困难，确诊有赖于病原学检测。

此外，已有患者两种病毒检测均阳性的报道，这提示患者存在同时合并两种病毒感染的可能。因此，切莫因流行性感冒病毒检测阳性就忽视了新型冠状病毒感染的可能性，或者只关注新型冠状病毒感染，忽视了对流行性感冒病毒的筛查。

三、腺病毒肺炎有哪些特点？与新冠肺炎如何鉴别？

1. 腺病毒肺炎的易感人群有哪些？传染性如何？

人腺病毒（HAdV）属于哺乳动物腺病毒属，为无包膜的双链 DNA 病毒，可导致呼吸道、胃肠道、眼、泌尿生殖系统和神经系统感染。与呼吸道疾病相关的主要为 B 亚属（HAdV-3、7、11、14、16、21、50、55）[11]。近年来关于 HAdV-55 的报道最多，其与重症腺病毒肺炎关系密切，值得我们关注。

80% 的腺病毒肺炎见于 4 岁以下体液免疫尚未健全的儿童和免疫功能低下人群（如造血干细胞移植后 3 个月内）。但也可见于免疫功能健全的年轻人，尤其是在密闭、拥挤和潮湿的环境中，如军营、学校、托幼机构、医疗机构等常可引起暴发流行。

腺病毒肺炎患者和隐性感染者是主要传染源，病毒可通过飞沫、接触等途径传播。一年四季均可发病，在我国北方以冬春季常见（以 4 月份最为高发），南方以春夏季常见[11-12]。腺病毒肺炎多为全球散发或局部小范围暴发（如军营、学校），目前尚无大范围暴发流行的报道。

2. 腺病毒肺炎与新冠肺炎的鉴别要点有哪些？

新冠肺炎和腺病毒肺炎的鉴别要点包括：①腺病毒肺炎起病更急，症状更严重，可出现持续高热不退，伴咳嗽、咳痰、气短[12]，而新冠肺炎潜伏期长、起病隐匿、首发症状多样且不典型，可无发热，痰少，而且病情呈逐渐加重，发病第二周可能出现明显加重。二者虽然都可伴有腹泻，但急性呼吸道症状伴有腹泻、呕吐是腺病毒肺炎相对特异性的症状，发生率约为 20%[12]，而在新冠肺炎患者中并不常见（< 10%）[9]。②同样为病毒性肺炎，二者血常规白细胞计数通常不升高或降低，但腺病毒肺炎患者血小板减低者更多见。③新冠肺炎早期典型

的胸部影像学表现为双肺多发斑片状磨玻璃影，以肺外周胸膜下分布为著，病变肺组织和正常肺组织之间通常界限清晰。腺病毒肺炎早期即可出现典型的大叶性肺实变，在实变周围或其他肺叶可伴有磨玻璃影（图 6-4），仅表现为磨玻璃影（无肺叶实变等其他影像学表现）者少见[13]。

确诊腺病毒肺炎有赖于病原学检测。目前临床最常采用实时定量聚合酶链反应（PCR）的方法检测痰液或支气管肺泡灌洗液中的腺病毒核酸，予以实验室确诊。

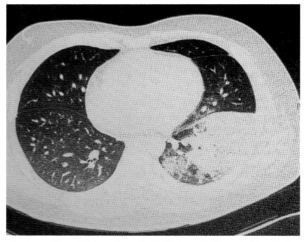

图 6-4　患者 19 岁，男性。高三住校学生。发热、咳嗽。胸部 CT 可见左下肺大片实变，周围伴磨玻璃影，痰液腺病毒核酸检测阳性

三、呼吸道合胞病毒肺炎与新冠肺炎的鉴别要点有哪些？

1. 呼吸道合胞病毒肺炎的易感人群有哪些？传染性如何？

呼吸道合胞病毒（RSV）属副黏病毒科，是有包膜的单链

RNA 病毒。人群普遍易感，儿童更为多见。呼吸道合胞病毒是导致全球 5 岁以下儿童重症下呼吸道感染及死亡的首要致病原。我国 2009—2013 年呼吸道病毒监测结果显示，呼吸道合胞病毒阳性检出率为 9.9%，在 2 岁以下婴幼儿中的检出率高达 17.0%[14]。呼吸道合胞病毒感染在每年的 1～2 月份最为高发，多为散发或局部小范围流行（如社区、学校），目前尚无大范围暴发流行的报道。

2. 呼吸道合胞病毒肺炎与新冠肺炎的鉴别要点有哪些？

新冠肺炎和呼吸道合胞病毒肺炎的鉴别要点包括：①新冠肺炎患者通常有湖北武汉等疫区接触史或输入性聚集发病史，而呼吸道合胞病毒肺炎患者无上述流行病学史。②呼吸道合胞病毒肺炎常见于 5 岁以下儿童，而新冠肺炎在 10 岁以下儿童中的患病率不足 1%。③由于呼吸道合胞病毒肺炎气道受累更常见，因此，除了发热、咳嗽等常见的下呼吸道感染的临床表现之外，喘鸣也是其特征性表现之一，查体可闻及肺部哮鸣音[7-8]。新冠肺炎可出现胸闷、活动后气短，但通常不会喘鸣，除非合并哮喘、慢性阻塞性肺疾病等基础疾病。④新冠肺炎早期肺部病变表现为间质受累，少有气道受累，胸部影像学表现为双肺多发斑片状磨玻璃影，树芽征和支气管管壁增厚等气道受累征象少见[10]。呼吸道合胞病毒肺炎时，小气道受累更为突出，可同时伴有肺泡和间质受累，典型的胸部影像学表现为小叶中心结节、树芽征和支气管管壁增厚（图 6-5），可伴有斑片状磨玻璃影和实变影[7-8]。

确诊呼吸道合胞病毒肺炎有赖于病原学检测。目前临床最常采用 PCR 检测痰液或支气管肺泡灌洗液中的呼吸道合胞病毒核酸，予以实验室确诊。

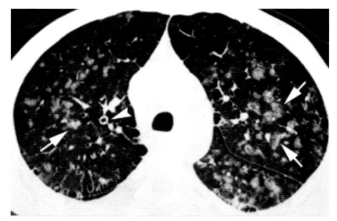

图 6-5 患者 51 岁，男性。发热、咳嗽、喘鸣。胸部 CT 显示双肺多发小叶中心结节，边界不清，支气管管壁增厚（白色箭头所示）。痰液呼吸道合胞病毒核酸检测阳性（引自参考文献［15］）

参考文献

［1］中华医学会呼吸病学分会 . 中国成人社区获得性肺炎诊断和治疗指南（2016 年版）. 中华结核和呼吸杂志，2016，39（4）：253-279.

［2］刘又宁，陈民钧，赵铁梅，等 . 中国城市成人社区获得性肺炎 665 例病原学多中心调查 . 中华结核和呼吸杂志，2006，29（1）：3-8.

［3］Qu JX，Gu L，Pu ZH，et al. Viral etiology of community-acquired pneumonia among adolescents and adults with mild or moderate severity and its relation to age and severity. BMC Infect Dis，2015，15：89.

［4］Zhan Y，Yang Z，Chen R，et al. Respiratory virus is a real pathogen in immunocompetent community-acquired pneumonia：comparing to influenza like illness and volunteer controls. BMC Pulm Med，2014，14：144.

［5］Almond MH，McAuley DF，Wise MP，et al. Influenza-related pneumonia. Clin Med（Lond），2012，12（1）：67-70.

［6］Daoud A，Laktineh A，Macrander C，et al. Pulmonary complications of influenza infection：a targeted narrative review. Postgrad Med，

2019，131（5）：299-308.

［7］ Miller WT Jr，Mickus TJ，Barbosa E Jr，et al. CT of viral lower respiratory tract infections in adults：comparison among viral organisms and between viral and bacterial infections. AJR Am J Roentgenol，2011，197（5）：1088-1095.

［8］ Koo HJ，Lim S，Choe J，et al. Radiographic and CT Features of Viral Pneumonia. Radiographics，2018，38（3）：719-739.

［9］ Wang D，Hu B，Hu C，et al. Clinical Characteristics of 138 Hospitalized Patients With 2019 Novel Coronavirus-Infected Pneumonia in Wuhan，China. JAMA，2020，doi：10.1001/jama.2020.1585.［Epub ahead of print］

［10］ Chung M，Bernheim A，Mei X，et al. CT Imaging Features of 2019 Novel Coronavirus（2019-nCoV）.Radiology，2020，doi：10.1148/radiol.2020200230.［Epub ahead of print］

［11］ 人腺病毒呼吸道感染预防控制技术指南编写审定专家组.人腺病毒呼吸道感染预防控制技术指南（2019年版）.中华预防医学杂志，2019，53（11）：1088-1093.

［12］ Park CK，Kwon H，Park JY. Thin-section computed tomography findings in 104 immunocompetent patients with adenovirus pneumonia. Acta Radiol，2017，58（8）：937-943.

［13］ Tan D，Zhu H，Fu Y，et al. Severe Community-Acquired Pneumonia Caused by Human Adenovirus in Immunocompetent Adults：A Multicenter Case Series. PLoS One，2016，11（3）：e0151199.

［14］ Feng L，Li Z，Zhao S，et al. Viral etiologies of hospitalized acute lower respiratory infection patients in China，2009-2013. PLoS One，2014，9（6）：e99419.

［15］ Franquet T. Imaging of pulmonary viral pneumonia. Radiology，2011，260（1）：18-39.

（路明　沈宁）

第七章

新冠肺炎疑似和确诊患者的心血管急症如何处理

自 2019 年 12 月以来，新冠肺炎在武汉流行并迅速蔓延至全国各地。疫情暴发正值心血管疾病高发时节，但考虑到绝大多数心血管急症患者就诊的医院并非传染病定点医疗机构，不具备针对呼吸道传染病专业防护条件的心导管室。在此特殊形势下，心血管系统急症的救治必须遵循与传染病控制兼顾并重的原则，既要保证患者得到有效治疗，又要保护医务人员的安全，严防新冠肺炎在医疗机构内播散。因此，心血管急危重症患者的救治策略会发生一定程度的变化，本章就疑似和确诊新冠肺炎患者心血管急症的处理要点进行总结。

一、新冠肺炎患者心脏受累的表现有哪些？

新型冠状病毒感染患者大多以发热、乏力、干咳、头痛等症状起病，部分以恶心、呕吐、腹泻为首发症状。临床发现，部分危重症患者可出现心肌损伤，美国心脏病学会（ACC）近期发布的一份临床公告也指出了新冠肺炎对心脏的影响[1]，因此新冠肺炎患者的心脏受累需引起我们的重视。然而，目前关于新冠肺炎患者心脏受累临床表现的资料有限，结合早期的新冠肺炎病例报道，新冠肺炎患者心脏受累的可能表现包括以下几个方面：

1. 原有心血管疾病加重

新冠肺炎可诱发原有心血管疾病加重，如血压升高、心力衰竭加重及心肌梗死再发等。病毒感染是众所周知的导致慢性心血管疾病不稳定的因素，通常会引起代谢需求增加和心脏储备减少所导致的失衡。病毒感染和叠加肺炎也会直接或间接影响心血管系统，可能通过全身炎症反应、焦虑等使冠状动脉斑块不稳定，从而使冠心病和心力衰竭患者发生急性事件或恶化的风险增加。早期研究提示，在新型冠状病毒感染的住院患者中超过 50% 的患者存在慢性心脏病史，我们需警惕这部分患者原有心血管疾病的恶化[1]。

2. 心肌损伤、心肌炎

目前关于新冠肺炎的研究提示，新型冠状病毒感染可能导致心肌损伤。一项研究分析了截至 2020 年 1 月 2 日共 41 例确诊新冠肺炎住院患者的临床症状，其中 12% 的患者出现急性心肌损伤[2]。此外，最近的一项病例报告显示，在感染新型冠状病毒的住院患者中，7.2% 的患者出现急性心肌损伤[3]。在《新型冠状病毒感染的肺炎诊疗方案（试行第五版）》中也提到部分新冠肺炎危重症患者可见肌钙蛋白增高，提示可能存在心肌损伤。然而，新冠肺炎导致心肌损伤的机制尚不清楚，我们仍然需要进行更加长期的观察及进一步研究。此外，文献报告多种病毒感染可导致心肌炎，其中嗜心脏病毒、肠道病毒、腺病毒、巨细胞病毒最常见，EB 病毒和流行性感冒病毒少见。大多数病毒性心肌炎患者无症状，其心脏表现常为亚临床，并呈自限性，少数患者可为慢性进展，并出现心力衰竭。早期未发表的临床资料提示，在新型冠状病毒感染的患者中，至少有部分患者可发展为心肌炎[1]。然而，由于病例数较少，我们仍需继续关注新冠肺炎可能导致的心肌炎。

3. 心律失常和心脏性猝死

最近的一项病例报告显示，在感染新型冠状病毒的住院患者中，16.7% 的患者出现心律不齐[3]。此外，目前新冠肺炎首例报告的死亡患者为一名 61 岁的男性，有长期吸烟史，其最终死于急性呼吸衰竭、心力衰竭及心搏骤停[1]。然而，目前关于新冠肺炎导致心搏骤停的机制仍不清楚，尚需进一步研究。

二、疑似和确诊新冠肺炎患者合并急性冠脉综合征如何处理？

（一）急性 ST 段抬高型心肌梗死（STEMI）

1. 再灌注治疗策略的选择

为了最大限度地降低医患双方交叉感染的风险，在严格遵照传染病防治法对甲类传染病防控要求的基础上，最大程度地遵循"减少心肌缺血时间，挽救心肌，争分夺秒"的原则，对于确诊或疑似新冠肺炎合并 STEMI 的患者，首选静脉溶栓治疗。

（1）已确诊新冠肺炎合并 STEMI 的患者，应立即严格隔离，同时启动静脉溶栓评估流程。发病时间 < 12 小时且无静脉溶栓禁忌证者，应立即启动静脉溶栓。有溶栓禁忌或者溶栓失败的高危患者，应即刻转运至具有急诊经皮冠状动

脉介入（PCI）资质且具备指定隔离导管室的新冠肺炎定点医院。转运过程除符合传染病防控要求之外，应配备除颤器和急救药品[4]。

（2）对于疑似新冠肺炎合并 STEMI 的患者，应严格防护，完善血常规、新型冠状病毒核酸检测及胸部 CT 检查等进一步确诊。由于确诊新冠肺炎需要时间，而 STEMI 的再灌注治疗需要尽早，且大部分医院不具备针对呼吸道传染病专业防护条件的介入导管室，因此对于短时间内不能排除的疑似新冠肺炎合并 STEMI 患者，仍优先选择溶栓治疗。发病时间 < 12 小时且无静脉溶栓禁忌证者，应启动静脉溶栓流程，后续可根据是否确诊新冠肺炎决定进一步的治疗场所和治疗策略[4-5]。

2. 溶栓治疗 [6-7]

（1）评估患者是否存在禁忌证

①绝对禁忌证包括：

- 既往任何时间发生过颅内出血或不明原因的卒中。
- 近 6 个月内发生过缺血性卒中。
- 中枢神经系统损伤、肿瘤或动静脉畸形。
- 近 1 个月内有严重创伤 / 手术 / 头部损伤、胃肠道出血。
- 已知原因的出血性疾病（不包括月经来潮）。
- 明确、高度怀疑或不能排除主动脉夹层。
- 24 小时内接受过非可压迫性穿刺术（如肝活检、腰椎穿刺）。

②相对禁忌证包括：

- 6 个月内有短暂性脑缺血发作。
- 口服抗凝药治疗中。

- 妊娠或产后 1 周。
- 严重且未控制的高血压［收缩压＞ 180 mmHg 和（或）舒张压＞ 110 mmHg］。
- 晚期肝病。
- 感染性心内膜炎。
- 活动性消化性溃疡。
- 长时间或有创性复苏。

（2）溶栓药物及方案

目前临床应用的主要溶栓药物包括非特异性纤溶酶原激活剂和特异性纤溶酶原激活剂两大类。建议优先采用特异性纤溶酶原激活剂。溶栓方案如表 7-1 所示。

表 7-1　常用溶栓方案

药物	用法
尿激酶	150 万 U 溶于 100 ml 生理盐水，30 分钟内静脉滴注
重组人尿激酶原	先将 20 mg 用 10 ml 生理盐水溶解后，3 分钟静脉推注完毕，其余 30 mg 溶于 90 ml 生理盐水，于 30 分钟内静脉滴注完毕
阿替普酶	全量法：静脉注射 15 mg 负荷剂量，后续 30 分钟内以 0.75 mg/kg 静脉滴注（最多 50 mg），随后 60 分钟内以 0.5 mg/kg 静脉滴注（最多 35 mg）
	半量法：静脉注射 8 mg，之后将 42 mg 于 90 分钟内静脉滴注完毕
瑞替普酶	2 次静脉注射，每次 1000 万 U 负荷剂量，间隔 30 分钟

（3）溶栓患者的抗栓治疗

①抗血小板治疗。年龄≤ 75 岁时，使用阿司匹林 300 mg ＋氯吡格雷 300 mg 负荷剂量，维持剂量为阿司匹林 100 mg 每

日 1 次＋氯吡格雷 75 mg 每日 1 次。年龄＞ 75 岁时，使用阿司匹林 100 mg 每日 1 次＋氯吡格雷 75 mg 每日 1 次。

②抗凝治疗。应至少接受 48 小时抗凝治疗，可选用普通肝素、依诺肝素或磺达肝癸钠。

普通肝素：确诊 STEMI 后应该即刻静脉注射（50 ～ 70 U/kg，最大剂量 4000 U），继以 12 U/（kg·h）静脉滴注，溶栓过程中及溶栓后应监测活化部分凝血活酶时间（APTT）或活化凝血时间（ACT）至对照值的 1.5 ～ 2.0 倍（APTT 为 50 ～ 70 s），维持 24 ～ 48 小时。

依诺肝素：年龄＜ 75 岁时，负荷剂量为 30 mg 静脉注射，15 分钟后皮下注射 1 mg/kg，继以皮下注射每 12 小时 1 次（前 2 次每次最大剂量不超过 100 mg）。年龄≥ 75 岁时，不给予负荷剂量，首次皮下注射剂量为 0.75 mg/kg（前 2 次每次最大剂量 75 mg），其后仅需每 12 小时皮下注射。若估算的肾小球滤过率（eGFR）＜ 30 ml/（min·1.73 m^2），则不论年龄，每 24 小时皮下注射 1 mg/kg。

磺达肝癸钠：静脉弹丸式推注 2.5 mg，之后以 2.5 mg/d 皮下注射。若 eGFR ＜ 30 ml/（min·1.73 m^2），则不用磺达肝癸钠。

（4）溶栓疗效评估

溶栓开始后 60 ～ 90 分钟内应密切监测冠状动脉再通指标，包括临床症状、心电图 ST 段变化及心律失常。临床评估溶栓成功的指标包括 60 ～ 90 分钟内出现以下表现：

①抬高的 ST 段回落≥ 50%。

②胸痛症状缓解或消失。

③出现再灌注性心律失常。

④心肌坏死标志物峰值提前，如心肌肌钙蛋白（cTn）峰

值提前至发病后 12 小时内，肌酸激酶同工酶（CK-MB）峰值提前至发病后 14 小时内。

（5）溶栓失败患者的处理

溶栓未通但排除新冠肺炎的患者，行补救性介入治疗。溶栓未通但确诊新冠肺炎的患者，转入指定的可实施冠心病介入治疗的新冠肺炎定点医院行进一步处理。

3. 急诊介入治疗的条件[5]

确诊或疑似新冠肺炎合并 STEMI 的患者实施介入治疗须满足以下条件：

（1）所在医院为新冠肺炎定点医院。

（2）在具备负压及严格消毒条件的导管室中实施。

（3）采取三级防护。

（4）经市级以上卫生行政部门批准。

（二）急性非 ST 段抬高型心肌梗死（NSTEMI）[4, 8]

NSTEMI 患者溶栓治疗无益，需要根据危险分层决定治疗策略。因此对于 NSTEMI 患者，首先应尽快评估有无新冠肺炎，第一时间明确或排除。其次，在等待确诊新冠肺炎结果期间，应根据危险分层决定 NSTEMI 下一步的治疗策略。

若患者确诊为新冠肺炎，应立即转往当地指定新冠肺炎定点医院治疗。对于病情不稳定或高危患者，优先选择具有急诊 PCI 资质和指定隔离导管室的新冠肺炎定点医院。

对于疑似患者，尽早完善血常规、核酸检测、胸部 CT 及启动院内专家会诊，尽快明确诊断。等待确诊期间，中低危患者给予常规的吸氧、扩张冠状动脉、抗栓等内科治疗；高危或极高危患者，特别是血流动力学不稳定、有很强急诊介入指征的患者，需经过新型冠状病毒感染专家组判断新冠肺炎的可能性来决策：若专家组认为新冠肺炎可能性大，则转往有急诊 PCI 资质和指定隔离导管室的新冠肺炎定点医院行介入治疗，或者就地加强药物治疗。若专家组认为可以排除新冠肺炎，则可以启动介入治疗。

三、疑似或确诊新冠肺炎合并主动脉夹层的患者如何诊治？

急性主动脉夹层（AD）起病急骤，进展迅速，是严重威胁生命的急危重症之一。对于某些类型的 AD，早期、快速、积极的外科干预可直接影响其病情转归，但当前新冠肺炎疫情对 AD 的治疗提出了新的挑战。

（一）治疗基本原则

确诊新冠肺炎的 AD 患者，应立即严格隔离，立即启动内科药物治疗，同时启动心血管外科会诊，迅速制订治疗方案及转运方案。

疑似新冠肺炎的 AD 患者，如在院外发病，应快速转运至当地政府指定的新冠肺炎定点医院进行治疗。如已在院内就诊，应实施单间隔离和二级以上防护，立即启动内科药物治疗，尽快完善血常规、新型冠状病毒核酸检测及胸部 CT，尽快确诊或排除新冠肺炎，同时启动心血管外科会诊和院内新型冠状病毒感染专家组会诊，迅速制订治疗方案。

（二）治疗策略

AD 的治疗策略需要结合 AD 的临床分型以及患者确诊 /
疑似新冠肺炎的情况来决定。

1. 确诊新冠肺炎合并 Stanford A 型 AD 的治疗

（1）立即启动最优化的内科药物治疗

除按照传染病防控措施进行隔离之外，应立即启动内科
药物治疗，控制心率和血压，减轻主动脉剪应力，降低主动
脉破裂的风险，药物治疗的目标是在 30 分钟内控制收缩压至
100 ～ 120 mmHg、心率 60 ～ 80 次 / 分[9]。常用的药物治疗
方案如下：

初始治疗通常包括静脉输注 β 受体阻滞剂。艾司洛尔
可在急性情况下使用，因为其半衰期短并且能够调整剂量至
起效［负荷剂量为 250 ～ 500 μg/kg，经 1 分钟给药，然
后以 25 ～ 50 μg/（kg·min）的速度输注；最大剂量为
300 μg/（kg·min）］。不能耐受 β 受体阻滞剂的患者可以使
用地尔硫草或维拉帕米。

如果 β 受体阻滞剂未能充分降低收缩压，则可在必要
时加入硝普钠，以使收缩压降至 100 ～ 120 mmHg。硝普
钠的初始剂量为 0.25 ～ 0.5 μg/（kg·min），最大剂量为
10 μg/（kg·min）。必须先通过 β 受体阻滞剂控制心率后
才能使用硝普钠。虽然硝普钠是首选的二线药物，但静脉使用
尼卡地平、血管紧张素转化酶抑制剂（ACEI）、维拉帕米或地
尔硫草也可有效降低血压。

启动内科药物治疗后，应尽快将患者转运至具备 AD 手术
能力和指定隔离手术室的新冠肺炎定点医院。

（2）手术治疗

Stanford A 型 AD 仍建议手术治疗，但需要尽量降低医患双方交叉感染的风险，当满足下列条件时，方可实施外科手术：

①所在医院为新冠肺炎定点医院。

②在具备负压及严格消毒条件的手术室中实施。

③采取三级防护。

④经市级以上卫生行政部门批准。

2. 疑似新冠肺炎合并 Stanford A 型 AD 的治疗

（1）立即启动最优化的内科药物治疗，目标及治疗方案同上，同时加强防护。应尽快完善血常规、核酸检测、胸部 CT 以尽早明确 / 排除新冠肺炎，并决定后续的治疗策略和场所[10]。

（2）手术治疗。对于疑似新冠肺炎感染的 Stanford A 型 AD 患者，如生命体征平稳，血压、心率能控制达标，无持续性胸背部疼痛，不合并心包 / 胸腔积液、重度主动脉瓣关闭不全、急性冠脉综合征或脏器灌注不良综合征等，可与家属充分沟通，待新冠肺炎诊断明确后再考虑手术事宜[10]。如患者合并上述症状，确需急诊手术，需启动新型冠状病毒感染专家组判断新冠肺炎可能性来决策，若专家组认为新冠肺炎可能性大，则转往有手术能力和指定隔离手术室的新冠肺炎定点医院手术治疗；若专家组认为可以排除新冠肺炎，则可以启动手术治疗。

3. 确诊新冠肺炎合并 Stanford B 型 AD 的治疗

（1）首选药物治疗，治疗目标和策略同上。启动内科药物治疗后，尽快将患者转运至具备 AD 介入能力及指定隔离导管室的新冠肺炎定点医院。

（2）介入治疗策略

若合并内脏缺血、肢体缺血、疼痛无法控制、主动脉瘤变等严重并发症，仍然建议介入治疗，但介入治疗需满足以下条件：

①所在医院为新冠肺炎定点医院。

②在具备负压及严格的消毒条件的导管室中实施。

③采取三级防护。

④经市级以上卫生行政部门批准。

4. 疑似新冠肺炎合并 Stanford B 型 AD 患者的治疗

（1）首选药物治疗，同时尽快完善血常规、核酸检测、胸部 CT 以尽早明确／排除新冠肺炎，决定后续的治疗策略和场所。

（2）介入治疗策略

若合并内脏缺血、肢体缺血、疼痛无法控制、主动脉瘤变等严重并发症，需启动新型冠状病毒感染专家组判断新冠肺炎的可能性来指导决策，若专家组认为新冠肺炎可能性大，则转往有介入能力和指定隔离导管室的新冠肺炎定点医院手术治疗；若专家组认为可以排除新冠肺炎，则可以启动介入治疗。

四、疑似和确诊新冠肺炎合并急性肺栓塞（APE）的患者如何诊治？

（一）临床评估

首先评估在当前疫情防控要求下，如果对急性肺栓塞采取治疗，患者能否从中获益及其获益程度，需要注意对急性肺栓塞与危重症新冠肺炎导致的呼吸困难、血氧饱和度降低及休克进行鉴别诊断。此外，须高度警惕并防止合并肺梗死的急性肺栓塞患者被误诊为新冠肺炎[5]。

（二）急性肺栓塞危险分层

根据患者的血流动力学及肺栓塞严重指数将急性肺栓塞的早期死亡风险分为高危、中危、低危。临床上出现休克或持续性低血压者为高危急性肺栓塞；对不伴休克或持续性低血压的非高危患者，可根据肺栓塞严重指数（PESI）或其简化版本（sPESI）区分中危及低危患者。根据是否存在右心室功能障碍及心肌损伤生物标志物异常可将中危患者分为中高危及中低危[11]。

（三）辅助检查的选择策略

建议尽量选择对疾病诊断或病情评估有决定意义的检查项目，以床旁检查为主，尽量减少患者在不同辅助检查科室之间流动，降低医患双方交叉感染的风险。急性肺栓塞患者首选多排 CT 增强成像技术［CT 肺动脉造影（CTPA）］，对于疑似急性肺栓塞的患者，以床旁检查为主完成下肢深静脉血管超声、超声心动图及血 D- 二聚体等检查，若防护条件允许，建议行 CTPA 除外肺栓塞（图 7-1）[12]。

（四）治疗策略

急性肺动脉栓塞的治疗主要包括抗凝治疗、溶栓治疗及介入治疗[11]。由于目前新冠肺炎防控的特殊性，包括急性肺栓塞在内的心血管急症患者的救治须遵循与传染病控制兼顾并重的原则，在避免交叉感染的前提下首选优化药物治疗，若优化药物治疗无效，可根据实际情况实施急诊手术[5, 12]。

若患者病情重，或者由于条件所限不能进行相关检查，如果没有抗凝禁忌证，建议启动抗凝治疗；若病情危重，出现血压下降或心搏骤停等高危肺血栓栓塞症（PTE）的征象，如果除外其他原因所导致的休克或心搏骤停，结合床旁超声心动图表现，可以在充分知情同意的情况下启动溶栓治疗或其他心肺支持治疗[12]。

1. 抗凝治疗

对于大多数中低危肺栓塞（亚段肺栓塞除外）且无抗凝禁忌证的患者应立即开始抗凝治疗，推荐以下抗凝方案：低分子量肝素或磺达肝癸钠抗凝治疗；利伐沙班（15 mg 每日 2 次，持续治疗 3 周后改为 20 mg 每日 1 次）替代肠外抗凝序贯维生素 K 拮抗剂治疗；达比加群（150 mg 每日 2 次，对于年龄＞80 岁或使用维拉帕米的患者，剂量为 110 mg 每日 2 次）替代维生素 K 拮抗剂治疗，联合肠外抗凝治疗。需评估抗凝治疗的适应证及禁忌证，肾功能不全患者不推荐使用新型口服抗凝药（如利伐沙班）[12]。

2. 溶栓治疗

确诊 / 疑似新冠肺炎合并肺栓塞的患者，应立即严格隔离和密切监测，同时启动静脉溶栓评估流程，无静脉溶栓禁忌证者，应在 48 小时内行溶栓治疗，并同时转运到新冠肺炎定点医院继续治疗。有溶栓禁忌的患者应第一时间转运到新冠肺炎定点医院，转运过程除符合传染病防控要求外，应配备相应急救设备和药品。若患者出现血流动力学不稳定和休克，早期发现和改善右心功能对于治疗十分重要，指南建议高危肺栓塞患者行溶栓治疗[12]。

溶栓方案为重组组织型纤溶酶原激活物（rtPA）阿替普

酶，标准剂量为 50 mg 在 2 小时内静脉滴注。链激酶前 30 分钟以 250 000 IU 作为负荷剂量，继以 100 000 IU/h 持续 12 ~ 24 小时[12]。

溶栓治疗的绝对禁忌证包括：①出血性卒中史或原因不明的卒中。②前 6 个月有缺血性脑卒中病史。③中枢神经系统肿瘤。④严重外伤、外科手术或头部外伤。⑤高出血风险。⑥活动性出血。溶栓治疗的相对禁忌证包括：①年龄≥ 75 岁。②前 6 个月有短暂性脑缺血发作。③口服抗凝治疗。④妊娠或分娩后第 1 周。⑤不能压迫止血部位的血管穿刺。⑥近期行心肺复苏。⑦难以控制的高血压（收缩压＞180 mmHg）。⑧严重肝功能不全。⑨感染性心内膜炎。⑩活动性消化性溃疡[11, 13]。

3. 介入治疗

对于存在溶栓治疗禁忌和溶栓治疗失败的患者，可考虑经皮介入治疗，如果溶栓出血风险高，中高危患者也可考虑该治疗方式[11-12]。对于疑似 / 确诊新冠肺炎合并肺栓塞的患者应急诊行介入治疗，其必须满足以下所有条件[5, 12]：

（1）血流动力学不稳定的高危急性肺栓塞患者。

（2）所在医院为新冠肺炎定点医院。

（3）在具备负压及严格消毒条件或具备单独专用并能进行标准消毒操作的符合感染控制标准的导管室（手术室）进行手术，必须关闭中央空调。

（4）医护人员根据实际情况采取二级以上防护。

（5）根据情况需要经市级以上卫生行政部门批准或取得医院新型冠状病毒感染专家组或上级医疗行政部门同意。

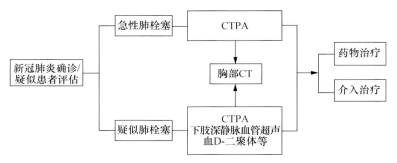

图 7-1 疑似／确诊新冠肺炎合并急性肺栓塞的诊疗策略简要流程

五、疑似和确诊新冠肺炎合并晕厥或血流动力学 不稳定的缓慢性心律失常患者如何诊治？

缓慢性心律失常主要指窦性心动过缓、窦性停搏、传导阻滞（主要是窦房传导阻滞、房室传导阻滞）等以心率减慢为特征的心律失常，轻症可无明显不适，严重者可出现血流动力学障碍[5]。若新冠肺炎确诊或疑似患者在本身肺部及全身疾病基础上合并此类血流动力学不稳定的缓慢性心律失常，需要在遵循疫情防控的情况下根据实际情况对患者进行紧急处理[5]。

（一）治疗原则

（1）心律失常的发生发展受多重因素影响，心律失常的处理除了需要关注心律失常本身外，还需要考虑患者的基础疾病及心律失常的诱发因素。应通过合适的治疗手段纠正或控制心律失常，以达到稳定血流动力学状态、改善症状的目的[5]。

（2）依据新冠肺炎疫情防控相关规定，对于确诊为新冠肺炎的患者，出现血流动力学不稳定的缓慢性心律失常须就诊于新冠肺炎定点医院，并及时进行隔离和密切监测，原则上要尽快采用临时起搏治疗。同时，应对基础疾病和相关病因予以纠正，如新冠肺炎引起的呼吸困难、血氧饱和度低等情况[5, 14]。

（3）新冠肺炎疑似患者出现血流动力学不稳定的缓慢性心律失常时，同样应及时进行隔离和密切监控，尽快采用临时起搏治疗，并同时严格防控，完善相关检查以进一步确诊[5]。

（4）积极寻找并治疗可逆的诱因，如低氧、药物、低血容量等。

（二）药物治疗

1. 药物治疗原则[5]

（1）根据基础疾病、心功能状态、心律失常的性质选择抗心律失常药物。

（2）轻度心动过缓（如心率 50 ～ 60 次 / 分）若无症状或仅有轻微症状可先观察，不需紧急处理和过度治疗。

2. 药物治疗策略[5, 14]

（1）阿托品可用于窦性心动过缓、窦性停搏、二度 I 型房室传导阻滞患者。不宜用于二度 II 型房室传导阻滞、三度房室传导阻滞伴室性逸搏心律、青光眼及前列腺肥大患者。

（2）多巴胺、肾上腺素、异丙肾上腺素可用于阿托品无效或不适用的症状性心动过缓患者，也可用于起搏治疗前的过渡治疗。

（三）临时起搏治疗

对于血流动力学不稳定的患者，应尽早行起搏治疗。

1. 起搏治疗的适应证[5]

（1）血流动力学障碍的缓慢性心律失常。

（2）长间歇依赖的尖端扭转型室性心动过速。

2. 临时起搏治疗的类型[5]

（1）经皮起搏。由于疫情防控的特殊性，医护人员在对新冠肺炎患者实施临时起搏治疗时需采取二级及以上防护。经皮起搏治疗简便，但只能用于紧急情况或作为静脉起搏的过渡阶段。

（2）经静脉起搏。可床旁进行，采用经皮穿刺法经颈静脉、锁骨下静脉或股静脉置入临时起搏电极，医护人员务必做好防护工作，以免医患间交叉感染。经静脉临时起搏电极可保留数日，甚至更长时间，但是时间过长将出现感染、血栓等并发症，特别是对于新冠肺炎患者更应时刻警惕，避免在原有疾病基础上出现细菌感染、静脉血栓栓塞症（VTE）等情况。若出现此类情况，应酌情进行抗感染及抗凝治疗。

（3）经食管起搏。仅适用于窦房结功能障碍者，作为不能或不适用经静脉起搏的临时过渡性治疗。该方法需要暴露患者的会厌，常引起患者明显的不适感，医护人员职业暴露相较于上述两种方法风险更高，术者需进行相应级别的防护，避免交叉感染。

参考文献

［1］American college of cardiology. Cardiac Implications of Novel Wuhan Coronavirus（COVID-19）. https：//www.acc.org/latest-in-cardiology/

articles/2020/02/13/12/42/acc-clinical-bulletin-focuses-on-cardiac-implications-of-coronavirus-2019-ncov

［2］Huang C，Wang Y，Li X，et al. Clinical features of patients infected with 2019 novel coronavirus in Wuhan，China. The Lancet，2020，395（10223）：497-506.

［3］Wang D，Hu B，Hu C，et al. Clinical Characteristics of 138 Hospitalized Patients With 2019 Novel Coronavirus-Infected Pneumonia in Wuhan，China. JAMA，2020. doi：10.1001/jama.2020.1585.［Epub ahead of print］

［4］中国医师协会心血管内科医师分会．新型冠状病毒肺炎防控形势下急性心肌梗死诊治流程和路径中国专家共识（第1版）．南方医科大学学报，2020.

［5］中华医学会心血管病学分会，中华心血管病杂志编辑委员会．新型冠状病毒肺炎疫情防控期间心血管急危重症患者临床处理原则的专家共识．中华心血管病杂志，2020，48（00）：E001.

［6］中华医学会心血管病学分会，中华心血管病杂志编辑委员会．急性ST段抬高型心肌梗死诊断和治疗指南（2019）．中华心血管病杂志，2019，47（10）：766-83.

［7］国家卫生计生委合理用药专家委员会，中国药师协会．急性ST段抬高型心肌梗死溶栓治疗的合理用药指南（第2版）．中国医学前沿杂志（电子版），2019，11（1）：40-65.

［8］中华医学会心血管病学分会，中华心血管病杂志编辑委员会．非ST段抬高型急性冠状动脉综合征诊断和治疗指南（2016）．中华心血管病杂志，2017，45：359-376.

［9］中国医师协会心血管外科分会大血管外科专业委员会．主动脉夹层诊断与治疗规范中国专家共识．中华胸心血管外科杂志，2017，33（11）：641-654.

［10］刘隽炜，史嘉玮，吴龙，等．急性主动脉夹层合并新型冠状病毒感染管理策略建议．中国胸心血管外科临床杂志，2019，26（4）：369-372.

［11］中华医学会呼吸病学分会肺栓塞与肺血管病学组，中国医师协会

呼吸医师分会肺栓塞与肺血管病工作委员会，全国肺栓塞与肺血管病防治协作组，等．新型冠状病毒肺炎相关静脉血栓栓塞症防治建议（试行）．中华医学杂志，2020，100（00）：E007.

［12］Konstantinides SV，Meyer G，Becattini C，et al. 2019 ESC Guidelines for the diagnosis and management of acute pulmonary embolism developed in collaboration with the European Respiratory Society（ERS）. Eur Heart J，2020，41：543-603.

［13］中国医药教育协会急诊医学分会，中华医学会急诊医学分会心脑血管学组，急性血栓性疾病急诊专家共识组．中国急性血栓性疾病抗栓治疗共识．中国急救医学，2019，39（6）：501-531.

［14］Dan GA，Martinez-Rubio A，Agewall S，et al. Antiarrhythmic drugs-clinical use and clinical decision making：a consensus document from the European Heart Rhythm Association（EHRA）and European Society of Cardiology（ESC）Working Group on Cardiovascular Pharmacology，endorsed by the Heart Rhythm Society（HRS），Asia-Pacific Heart Rhythm Society（APHRS）and International Society of Cardiovascular Pharmacotherapy（ISCP）. Europace，2018，20：731-732.

（马青变　杜兰芳）

第八章

新冠肺炎防控期间麻醉医生如何应对

一、对拟行手术治疗和（或）急诊插管的患者如何分类？

新冠肺炎疫情期间拟行手术和（或）急诊插管的患者可分为以下三类：

1. 已排除新型冠状病毒感染的患者（已排除病例）

已排除病例是指根据国家卫生健康委员会办公厅、国家中医药管理局办公室发布的《新型冠状病毒肺炎诊疗方案（试行第六版）》[1]的诊断标准，经过预检分诊、发热门诊及专家组会诊已排除新型冠状病毒感染的患者。即分布在隔离病房/区以外的普通患者，包括普通病房住院患者，日间手术、各种内科腔镜检查及麻醉疼痛门诊的患者，以及经预检分诊筛查和发热门诊等专业诊断后排除新型冠状病毒感染的急诊患者。

2. 待排除新型冠状病毒感染的患者（待排除病例）

（1）合并有发热和（或）肺部炎症临床表现，经专家组会诊认为目前尚未达到"新型冠状病毒肺炎疑似病例"诊断标准的患者。

（2）无法明确流行病学史、无发热及肺部炎症的需进行急诊抢救手术的患者，以及需要气管插管抢救的急诊及重症监护病房（ICU）患者。如时间允许，该类患者应请专家会诊以明确诊断。

3. 新冠肺炎确诊 / 疑似患者

根据国家卫生健康委员会办公厅、国家中医药管理局办公室发布的《新型冠状病毒肺炎诊疗方案（试行第六版）》的诊断标准，经发热门诊和（或）专家会诊确认的新冠肺炎确诊 / 疑似患者（隔离病房 / 区）。

二、针对不同类型患者，手术治疗或急诊插管的具体防护措施有哪些？

1. 针对已排除新型冠状病毒感染的患者（已排除病例）的防护措施[2-4]

标准防护措施包括：①患者戴医用口罩。②麻醉医生穿工作服（洗手衣），戴一次性手术帽、外科口罩，保持手部卫生，戴乳胶手套，在气管插管及拔管时宜戴护目镜或防护面屏。

2. 针对待排除新型冠状病毒感染的患者（待排除病例）的防护措施[2-4]

在标准防护措施的基础上加强防护，麻醉医生应戴医用防护口罩或双层外科口罩、无菌乳胶手套，戴护目镜或防护面屏，穿防渗一次性隔离衣、鞋套。

3. 针对新冠肺炎确诊 / 疑似患者的防护措施[2-4]

在标准预防措施的基础上严密防护，麻醉医生戴医用防护口罩，穿防护服，戴护目镜及防护面屏（有条件时可加戴全面型呼吸防护器），戴双层乳胶手套，穿一次性防渗隔离衣和靴式防水鞋套。

三、不同类型患者围术期麻醉及气管插管的操作流程是什么？有哪些注意事项？

麻醉医生在术前评估时，应根据预检分诊结果，再次核实患者的流行病学史。在此基础上，参照图 8-1 所示的流程实施感染控制管理[5-6]。已排除新冠肺炎的患者在转运过程中须佩戴医用口罩，待排除病例及确诊/疑似病例须佩戴医用外科口罩。

1. 麻醉方式的选择

已排除新冠肺炎的患者手术的麻醉方式按常规流程进行。待排除病例、确诊/疑似病例手术的麻醉方式须根据患者病情、手术种类及感染控制要求慎重选择。为了减少病毒通过呼吸道分泌物传播的风险，如病情允许，在保障患者安全及麻醉效果的前提下，待排除病例、确诊/疑似病例应首选椎管内麻醉或区域阻滞麻醉。

2. 待排除病例、确诊/疑似病例的手术和麻醉管理

（1）手术间选择：此类患者原则上应使用负压手术间。无条件的医院在急诊手术后应按国家规定进行感染控制处理。

（2）控制手术间人数：术前备齐药品及各类麻醉工具、手术器械，术中尽量避免人员进出手术间，尽量精简参与麻醉的人数，手术间外应安排一名麻醉医生负责内外沟通及补充物品、药品。

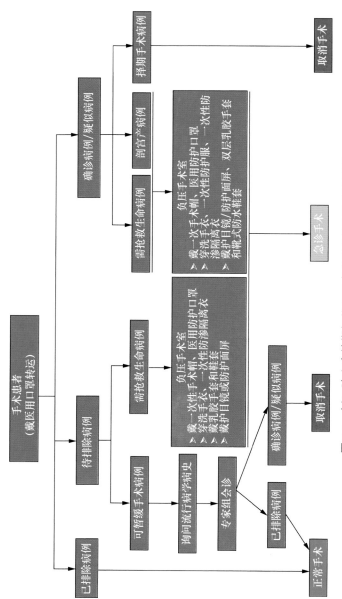

图 8-1 新冠肺炎疫情期间拟行手术患者的核查及分诊流程

（3）患者转运：患者转运过程中，如病情允许，应全程戴医用外科口罩。重症插管患者转运过程中应注意维持合适麻醉深度，推荐使用转运呼吸机。

（4）医务人员个人防护：根据患者类别（已排除病例、待排除病例、确诊／疑似病例），参与手术的所有医务人员均须按上述防护标准穿戴防护用具，做好个人防护。

（5）麻醉相关物品的处理：尽量采用一次性麻醉耗材用品，用后放入指定医用废物收集袋，按疫情相关医疗废物处理。呼吸环路应使用人工鼻，建议采用复合式人工鼻（FHME，图8-2），麻醉机使用后应消毒表面及内部。其他相关设备，如监护仪等应进行物体表面消毒。

（6）术毕相关物品处理：每例手术结束后，应严格按国家相关规定处理手术标本、术中用品、废液和敷料等，并及时完成气管插管用具、相关设备和器械消毒、医疗废物的处理及手术间清洁和消毒。

（7）术毕人员管理：手术完成后，参与手术的医务人员应按感染防控流程分别在手术间（污染区）、缓冲区依次脱掉外层及内层防护用具，清洁区及时沐浴更衣。

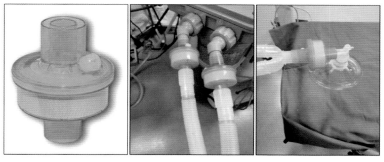

图8-2　复合式人工鼻 FHME 的应用和环路连接

3. 气管插管

（1）插管工具。如图8-3所示，尽量选择一次性插管工具，推荐一次性喉镜或可更换叶片的视频喉镜（使用一次性透明保护套保护镜柄和显示屏）、光棒和喉罩等。

（2）插管过程。①麻醉诱导前在麻醉面罩与呼吸环路之间加装人工鼻，同时麻醉机的吸入及呼出端各加装一个人工鼻（图8-2）。②麻醉诱导期间应吸纯氧，注意采用调整氧流量等措施以避免环境污染。③采用快速诱导技术，充分肌松，避免插管过程中患者出现呛咳，争取一次插管成功。④如遇困难气道，应在首次气管插管失败后置入喉罩，避免反复尝试气管插管带来的感染风险。非一次性气管插管用具使用后应严格消毒。

4. 麻醉管理

注意事项：个人防护装备会影响麻醉医生的视、听、触觉功能，影响麻醉操作精准性和成功率，甚至使麻醉医生对患者

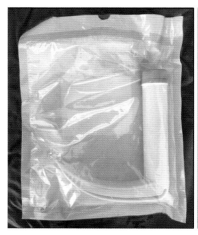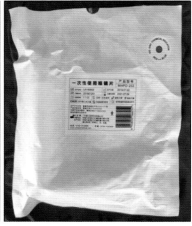

图8-3 一次性气管插管喉镜

生命体征监测改变的察觉敏感度下降。因此,麻醉管理期间需要提高警惕,严密监测。

5. 气管拔管

(1)在苏醒期应采取有效措施防止患者呛咳,可预防性给予利多卡因、小剂量阿片类药物或术中持续输注右美托咪定等。

(2)术毕拔管前应在较深麻醉下提前清理患者呼吸道分泌物,避免拔管前即刻清理气道导致躁动和呛咳。

(3)拔管时机应选择在患者意识尚未恢复但已恢复规律自主呼吸、符合拔管条件时进行。

(4)拔管时注意保留气管导管尾端的过滤器,麻醉医生应戴护目镜或防护面屏,以防止气道分泌物和飞沫污染。

6. 术后随访

对于待排除病例,应密切追踪患者术后新冠肺炎的诊断治疗情况。

四、新冠肺炎疫情期间急诊气管插管的操作流程是什么? 有哪些注意事项?

麻醉医生在接到气管插管会诊要求时,应核实患者的流行病学史,根据患者分类按图 8-4 所示的感染控制流程实施插管[6]。

1. 插管前准备

根据患者类型(已排除病例、待排除病例、确诊/疑似病例),麻醉医生在实施急救气管插管前,应在指定的区域依次

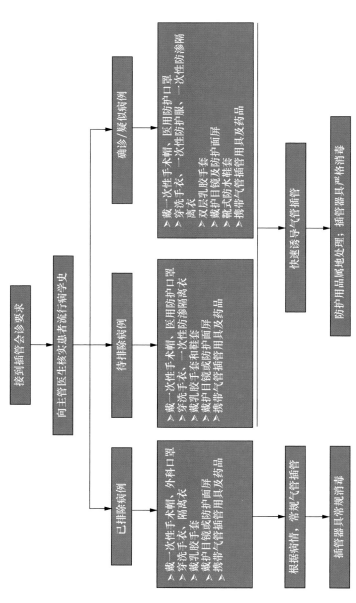

图 8-4 新冠肺炎疫情期间麻醉科外出气管插管的流程

穿戴好防护用具，携带全身麻醉诱导用药（丙泊酚或依托咪酯、芬太尼、罗库溴铵）。对于新冠肺炎确诊 / 疑似病例，建议在气管插管期间，确保有一名麻醉医生在隔离病房外辅助，尽量缩短插管操作时间。

2. 插管工具

尽量选择一次性插管工具，推荐一次性喉镜（图 8-3）或可更换叶片的视频喉镜（采用一次性透明保护套保护镜柄和显示屏）、光棒和喉罩等。

3. 插管过程

患者经诱导充分肌松后插管，用药及插管流程：①诱导前给氧。纯氧面罩进行给氧。②麻醉诱导。采用快速诱导技术，充分肌松，避免插管过程中患者出现呛咳，争取一次插管成功。建议罗库溴铵＋丙泊酚快诱导，阿片类药物可最后推注，以避免呛咳，90 秒后确保自主呼吸完全消失后插管。③如遇困难气道，应在首次气管插管失败后置入喉罩，避免反复尝试气管插管带来的感染风险。非一次性气管插管用具使用后应严格消毒。

4. 插管后相关物品、设备的处理

气管插管完成后，所用药品及各类一次性器具、物品均须放入指定的医疗废物袋，按疫情相关医疗废物处理。所使用的相关设备及可复用器械、物品，如插管用具、麻醉机、监护仪等，须按照相关要求进行严格消毒处理。

5. 插管后人员管理

麻醉医生应在离开隔离病房前依次脱掉外层防护，在缓冲区依次脱掉内层防护用具，进入清洁区后应及时沐浴更衣。

注意在每个环节做好手部卫生。

五、新冠肺炎疫情期间围术期器械及物品如何处理?

对于待排除病例、确诊 / 疑似病例的麻醉,应尽可能使用一次性的麻醉物品,如气管导管、喉镜片、牙垫、吸痰管、吸引器、面罩螺纹管等。一次性物品使用后应按照疫情相关医疗废物处理原则单独进行标注、存放、处理。如特殊器械、物品需重复使用,应按照以下方法处理[1-2]:

1. 预处理

对于被疑似或确诊新冠肺炎患者的血液、分泌物、呕吐物和排泄物污染的复用医疗器械、器具,少量污染物可用一次性吸水材料(如纱布)沾取 5000 ~ 10 000 mg/L 的含氯消毒剂小心移除;大量污染物应用一次性吸水材料完全覆盖后用足量的 5000 ~ 10 000 mg/L 含氯消毒剂浇在吸水材料上,作用 30 分钟以上小心清除干净。

2. 消毒

对新冠肺炎疑似或确诊患者使用的可复用器械、器具和物品(适用于视可尼、可视软性喉镜),使用后应立即将器械、器具和物品用 2000 mg/L 的含氯消毒剂完全淋湿后套入第一层防渗漏医疗废物专用包装袋,脱第一层手套后再套第二层防渗漏医疗废物专用包装袋,进行双层密闭封装,放入专用硬质纸箱,盒外标明"COVID-19"字样,立即通知消毒供应中心进行回收处理(备注:可视喉镜及可视软性喉镜屏幕用 2000 mg/L 的含氯消毒剂擦拭,防止水进入屏幕)。

六、新冠肺炎疫情期间麻醉科医护人员如何做好感染控制管理？

（1）建立麻醉科新型冠状病毒感染控制工作组，负责科室所有的防控工作。

（2）加强麻醉科工作人员防控新型冠状病毒的感染控制知识培训，包括理论及技能操作。培训对象应包括所有工作人员。培训方式应遵循避免发生交叉感染的原则，将线上自学、线下"分段、错峰、分组"培训相结合。采取线上理论知识考核、线下技能考核方式检查培训学习效果。

（3）加强所有工作人员体温管理和呼吸道症状管理。要求所有工作人员每日测体温（在岗人员由科室组织测量，待岗人员自测）。对于有发热和（或）呼吸道症状的工作人员应严格执行预检分诊标准。体温＞ 37.2℃且不能排除呼吸道传染病的人员，应前往发热门诊就诊。体温正常，但有呼吸道症状，且有新冠肺炎流行病学史中任意一条的人员，应前往发热门诊就诊。

（4）所有工作人员在工作期间均须按上述防护标准要求穿戴防护用具，做好个人防护。口罩、防护面罩、防护衣等防护用品的使用效能为 6 ～ 8 小时，当防护用品被血液、体液、分泌物等污染时，应及时更换。

（5）所有人员应严格进行手部卫生，应注意戴手套不能替代流动水洗手。

（6）工作人员在休息期间应尽量以居家为主，有接触武汉或出现本地病例持续增加地区的人员，或接触过疑似／确诊病例的人员应配合防疫人员的要求进行隔离观察。

（7）合理安排人员值班，并建立备班制度，保证有足够的工作人员在岗。

七、病例与点评

病例一　急诊手术病例

患者女性，30 岁，主因停经 38^{+3} 周，发现胎心监护异常 1 天入院。入院后行胎心监护时可见一阵减速，最低可至 80 次 / 分，可迅速恢复，拟行急诊剖宫产术。

流行病学史：患者家属自诉 1 周前于武汉出差，3 天前发热，体温波动于 37.6～37.8℃，自服抗生素（具体不详），现体温正常，不伴咳嗽、咳痰等呼吸道症状。

入院诊断：1.宫内孕 38^{+3} 周，G_1P_0，头位；2.脐带绕颈 2 周；3.胎心监护异常。

诊疗经过：产科迅速启动新冠肺炎应急预案，将患者及家属置于单间隔离病房，请院内专家组会诊（包括呼吸及危重医学科、麻醉科、医院感染科），急行床旁胸部 X 线检查。呼吸科会诊意见：患者家属有武汉旅行史，3 天前有发热，不能除外新冠肺炎，应尽快安排专人陪同，前往发热门诊就诊。孕妇现无发热，床旁胸部 X 线检查未见明显肺炎征象，血常规白细胞正常，淋巴细胞不低，暂不考虑为确诊或疑似新冠肺炎患者，但属于疑似患者的密切接触者，急诊手术应按照严密防护级别进行。

术前准备：产科通知手术室准备负压手术间，手术室于负压手术间外设置缓冲区和清洁区。麻醉医生穿隔离衣，戴工作帽、医用防护口罩、手套于隔离病房向患者及家属交代病情并签署麻醉知情同意书。同时，麻醉科在患者被转运入手术室之前备齐一人份各类药品及各类麻醉手术器械，将其他物品移出手术间。此间，因产妇频发胎心减速，迅速将患者（佩戴医用外科口罩）转运至负压手术间。手术间内人员配置为产科医生3名、儿科医生1名、刷手护士1名、巡回护士1名、麻醉医生1名；手术室外人员配置（负责配送物品及沟通）为巡回护士1名、麻醉医生1名。

所有参与手术的人员（包括麻醉医生、手术医生、护士）均在清洁区使用一次性手术帽、医用防护口罩、一次性防渗隔离衣、护目镜/防护面屏、乳胶手套和鞋套后进入负压手术间。

麻醉手术经过：患者全程戴医用外科口罩，18:20患者入室，入室后平移至手术床，连接脉搏氧饱和度、心电图、无创血压等监护设备。患者 SpO_2 96%、HR 102次/分、BP 142/90 mmHg。经给予患者面罩吸氧（不摘口罩，面罩扣在口鼻部），脉搏氧饱和度上升至100%。

18:30实施麻醉，患者体位为右侧卧低头弓腰抱膝，麻醉医生按常规戴无菌手套行椎管内麻醉，定位 $L_{2\sim3}$ 椎间隙，穿刺置管顺利。经穿刺针注射含10%葡萄糖重比重罗哌卡因12 mg。操作完毕后患者取平卧位。麻醉医生手消液双手消毒后摘最外层无菌手套，再进行手消液双手消毒。测麻醉平面为 T_6-S，测平面接触患者前后均用手消液消毒双手。

18:38外科医生消毒铺巾，18:45手术开始，18:47剖出一活男婴。

手术时间30分钟，患者血流动力学平稳，无不适主诉。手术结束后所有参与人员均按感染防控流程，分别在污染区和缓冲区依次脱掉外层及内层防护用具，在清洁区沐浴更衣，每个环节均在完成手部卫生后开始。

术后随访：患者返回隔离病房后，其家属及患者均行间隔一日的两次咽拭子，送北京疾病预防控制中心做新型冠状病毒核酸检测，结果均为阴性，专家组再次会诊后排除新冠肺炎疑似感染后出院。

病例点评：疫情防控期间，在实施急诊手术时应遵循安全救援及分级防护的原则，即在保证医护人员安全、设备安全、器械安全等的前提下实施救治。本病例中患者为待排除病例，手术类型为急诊剖宫产术（需抢救生命），按照新冠肺炎疫情期间拟行手术患者的核查及分诊流程（图8-1），参与手术的医护人员采取了针对待排除病例的防护措施，既实现了救治目的，同时最大限度保护医疗环境及医护人员安全，而且避免因过度防护造成的医疗资源浪费。

病例二　急诊插管病例

患者男性，83岁，主因间断发热1周就诊于北医三院发热门诊，最高体温39.3℃。

流行病学史：患者及家属均有外地返京人员接触史（保姆1月30日返京）。

辅助检查：血常规淋巴细胞减少。急诊行肝胆胰脾肾超声提示胆囊多发结石伴胆囊体积增大，壁增厚，提示炎症可能。胸部CT提示双肺多发磨玻璃影。

既往史：帕金森病史6年；肠梗阻术后；双侧腹股沟疝术后。

初步诊断：1.急性胆囊炎；2.肺部感染。

诊疗经过：专家组确诊患者为新冠肺炎疑似病例，已上报海淀区疾病预防控制中心。患者病情危重，收入危重医学科负压隔离病房。急诊住院后因患者合并感染中毒性休克，神志不清、呼吸困难、低氧血症、痰多，不能主动咳出，氧合情况进行性恶化，需要紧急气管插管。

麻醉医生外出气管插管经过：12:10麻醉科值班医生接到紧急气管插管通知后按如下流程工作：

（1）电话确认：患者为新冠肺炎疑似病例。

（2）插管前准备：按确诊/疑似病例准备防护用品，携带全身麻醉诱导用药丙泊酚、依托咪酯、罗库溴铵，抵达外科ICU病房清洁区。在指定的区域依次穿戴好防护用具，同时明确已签署气管插管知情同意书。

（3）气管插管过程：一名麻醉医生进入ICU隔离病房，另一名麻醉医生在隔离病房外辅助。患者一般情况差，神志不清，震颤状态，心电监测示BP 75/54 mmHg，HR 103次/分，RR 30次/分，面罩吸氧，氧流量8 L/min，SpO_2 93%。面罩加压给氧，进行快诱导麻醉插管。分次给予依托咪酯10 mg，罗库溴铵40 mg，90秒后确保自主呼吸完全消失，应用一次性喉镜，顺利插入气管导管ID 8.0 mm，确认气管导管位置后妥善固定，连接呼吸机。插管过程顺利，患者无呛咳。气管插管后心电监测示BP 112/64 mmHg，HR 96次/分，SpO_2 98%。

（4）插管后相关物品处理：气管插管完成后，一次性喉镜等物品均须放入指定的医疗废物袋，按疫情相关医疗废物处理。

（5）麻醉医生离开隔离病房前依次进行手部卫生、脱掉外层防护，在缓冲区依次进行手部卫生脱掉内层防护用具，进入清洁区后及时沐浴更衣，返回办公区。

病例点评： 对新冠肺炎确诊/疑似患者进行气管插管属于高风险暴露操作，在实施插管过程中可能造成分泌物、血液喷溅或产生飞沫或气溶胶，而且操作者与患者头部距离较近，属于高风险暴露人员。该病例中，操作人员按照针对新冠肺炎确诊/疑似患者的防护标准采取了最高级别防护，插管前采用快速诱导，应用起效迅速的肌松药，消除患者的咳嗽反射，为气管插管创造良好条件，同时缩短气管插管操作时间。操作完成后，按照相关标准对使用的物品、耗材进行了妥善处理，避免了医疗环境污染。

参考文献

［1］国家卫生健康委员会办公厅，国家中医药管理局办公室．新型冠状病毒肺炎诊疗方案（试行第六版），2020．http：//www.nhc.gov.cn/yzygj/s7653p/202002/8334a8326dd94d329df351d7da8aefc2.shtml

［2］国家卫生健康委员会办公厅．医疗机构内新型冠状病毒感染预防与控制技术指南（第一版），2020．http://www.gov.cn/zhengce/zhengceku/2020-01/23/content_5471857.htm

［3］国家卫生健康委员会办公厅．关于印发新型冠状病毒感染的肺炎防控中常见医用防护用品使用范围指引（试行）的通知，2020．http://www.nhc.gov.cn/yzygj/s7659/202001/e71c5de925a64eafbe1ce790debab5c6.shtml

［4］北京市卫生健康委员会．北京市新型冠状病毒感染的肺炎医护人员防护指南，2020.

［5］中华医学会麻醉学分会，中国医师协会麻醉学医师分会．疑似及感染新型冠状病毒患者的麻醉与护理规范及流程，2020．http://www.csahq.cn/news/968.html.

［6］北京市临床麻醉质量控制和改进中心专家组．麻醉科防控新型冠状病毒肺炎工作建议（第1版）．麻醉安全与质控，2020，4（2）.

（周阳　郭向阳）

第九章

外科医生如何应对新冠肺炎疑似和确诊患者合并急腹症

急腹症是指腹腔内、盆腔内脏器因急性炎症、创伤、穿孔、破裂、梗阻、绞窄或血管栓塞等，引起以急性腹痛为主要症状的一组疾病，具有起病急、进展快、变化多、病情重的特点，常涉及内、外、妇、儿等多学科，其中外科急腹症最为常见。如果新冠肺炎疑似或确诊患者出现急腹症，外科医师在决策时需要考虑到新冠肺炎的影响。

一、病史采集有何变化？

在新冠肺炎疫情背景下，问诊除收集常规的普通外科疾病相关信息外，还应牢记新冠肺炎疑似患者和确诊患者的诊断标准[1]。应详细询问患者的流行病学史，特别是患者及家属近期有无与来自湖北地区人员的接触史及所在社区街道有无疑似或确诊病例等，对有高危接触史的患者需提高警惕。同时需留意有无发热、干咳、呼吸困难等新冠肺炎的常见表现[2]。

二、新冠肺炎对急腹症的鉴别诊断有何影响？

新冠肺炎使急腹症的鉴别诊断变得更为复杂。新冠肺炎患者可以以腹部症状为首发临床表现，因此，外科医生要特别小心，不要将新冠肺炎误诊为外科急腹症。

　　发热的鉴别诊断也很关键。新冠肺炎发热多为持续中低热且伴有呼吸系统症状。外科急腹症患者也常伴有发热，且高热是急腹症病情加重的标志，如急性胆管炎、急性阑尾炎穿孔等，但其特点往往是腹痛在前，发热在后，多以间歇热、弛张热为主，且腹痛常伴有消化道症状及定位体征。此时，外科基本功是重中之重。

　　详细的病史询问和全面的体格检查永远是急腹症获得正确诊断的基本保证[3]。此外，与急腹症不同，新冠肺炎患者的血常规常表现为白细胞计数正常或减少，淋巴细胞计数减少，降钙素原（PCT）正常[4]。

三、新冠肺炎疑似和确诊患者出现急腹症的术前辅助检查有何变化？

　　在急诊情况下，尤其是在急诊手术前，可以常规行胸部CT来筛查新冠肺炎。虽然根据最新的临床资料，几乎所有新冠肺炎患者在病程的某个阶段，胸部CT都会显示片状阴影或磨玻璃样改变[5]，但单纯依据CT表现来筛查新冠肺炎并不准确。此外，上腹部急腹症有可能会刺激膈肌引起胸腔积液并导致下肺不张或炎症，应注意予以鉴别。因此，如果病情允许，建议常规行腹部联合胸部CT扫描。同时，有条件开展快速检测病毒核酸的单位可以考虑进行核酸检测排查。若患者病情不允许行过多检查（如严重的失血性休克或感染性休克患者），在详细询问流行病学接触史并由院内新型冠状病毒感染专家组基本排除新冠肺炎后，应立即按外科诊疗常规急诊手术，挽救患者生命，不可因疫情延迟手术[3]。

四、新冠肺炎疑似和确诊患者出现急腹症的手术指征有何变化？

出现急腹症的新冠肺炎疑似和确诊患者，其手术指征的判定应建立在充分考虑所在医疗机构疾病防控情况、患者一般状况及病情轻重缓急的基础上。

对于病情严重的急腹症（如严重的失血性休克或感染性休克）患者，应立即按外科诊疗常规，在做好围术期标准防护[6]的基础上进行急诊手术，挽救患者生命，不可因疫情延迟手术[3]；对于延误急诊手术时机会造成病情进一步恶化的急腹症（如消化道穿孔、嵌顿性腹外疝、肠扭转、合并粪石的急性阑尾炎及颈部结石嵌顿的胆囊炎等）患者，应按外科诊疗常规，在做好围术期标准防护的基础上进行急诊手术；对于急性单纯性阑尾炎、胆囊炎等已有明确循证医学证据证明非手术治疗可以控制病情的急腹症患者，可以适当放宽保守治疗指征，建议患者炎症消退后行平诊手术。

此外，外科医生的经验在此时具有重要作用。疫情越严重，患者病情越危重，就越需要高年资、有经验的外科医生挺身而出，承担责任。只有这样，在新冠肺炎疫情流行期间，外科危急重症的抢救才会有所保障。

五、新冠肺炎疑似和确诊患者出现急腹症的手术方式有何变化？

急腹症患者除局部症状外常伴有严重的全身炎症反应、

机体免疫功能抑制，导致患者术后肺部感染的概率明显增加。目前，腹腔镜技术在普通外科手术中已被广泛应用，具有术中出血少、术后疼痛轻及恢复快等优点，但人工气腹可导致患者肺容积减小、气道压增加、CO_2 潴留和肺顺应性下降，不利于患者术后肺功能恢复。因此，手术方式选择需慎重，对于一般情况及心肺功能良好的患者可考虑行腹腔镜手术；对于高龄、一般情况差、心肺功能不良的患者，为了减轻人工气腹长时间对循环呼吸功能的影响，应尽量行开腹手术[2]。

六、新冠肺炎疑似和确诊患者的术前准备有何变化？

手术操作应在指定的负压手术间实施，精简参与人数，于门口张贴醒目标识。参与的手术医师、麻醉医师及护士须经过上岗前培训及个人防护用品使用培训，填写手术参与登记表并备案。参加手术的医护人员及麻醉医师术前应按三级防护要求穿戴双层一次性帽子、N95 口罩、一次性隔离手术衣或医用防护服、护目镜或面罩、双层无菌手套。穿脱防护服参照《医护人员穿脱防护用品的流程》[6]并由专人监督。术前应充分沟通、备齐物品，尽量避免术中出现人员、物品流动，影响手术室负压效能。首选一次性诊疗用品、医疗器具和护理用品。按普通外科手术常规准备复用手术器械及麻醉器械与设备。所有诊疗用品应遵循专人专用的原则。

七、新冠肺炎疑似和确诊患者的术中操作有何变化？

腹腔镜手术时应全程避免切割组织产生的混合气体引起手术室环境污染。手术过程中除对患者血液、分泌物和排泄物的防护外，还应格外重视使用电刀等电外科设备时产生的气溶胶。使用电刀应尽可能调至最低有效功率，并使用吸烟装置。医师和护士动作要准确，规范操作，避免刀扎伤、针刺伤等。医护人员防护物品应仅在隔离区域使用，禁止防护物品离开隔离区域。参照《医护人员穿脱防护用品的流程》[6]脱防护物品后经专用通道离开[2]。

八、新冠肺炎疑似和确诊患者的术后管理有何特殊？

新冠肺炎疑似或确诊患者术后应转入指定的负压隔离监护室，进行单间隔离。医护人员进入隔离病房进行查房、换药及护理等操作时，必须严格遵守《医疗机构内新型冠状病毒感染预防与控制技术指南（第一版）》[6]，做好个人防护。对于疑似或确诊患者，术后应给予足量氧疗并积极行雾化治疗，重视器官功能支持，术后早期即可给予肠道微生物制剂，调节肠道微生态平衡，由于疑似或确诊患者病情较复杂，术后卧床时间更长，发生深静脉血栓及肺部继发感染等相关并发症的风险更大，应予以重视并积极防治。

九、新冠肺炎疑似和确诊患者的出院标准有何不同？

《新型冠状病毒肺炎诊疗方案（试行第六版）》指出，当患者体温恢复正常 3 天以上，呼吸道症状明显好转，肺部影像学显示急性渗出性病变明显改善，连续 2 次新型冠状病毒核酸检测阴性（采样时间间隔 ≥ 24 小时）时，可考虑解除隔离出院[1]。新冠肺炎疑似或确诊患者术后出院应参照以上解除隔离出院标准。

参考文献

［1］国家卫生健康委办公厅，国家中医药管理局办公室．新型冠状病毒肺炎诊疗方案（试行第六版）．2020．http://www.nhc.gov.cn/yzygj/s7653p/202002/8334a8326dd94d329df351d7da8aefc2.shtml

［2］陶凯雄，张必翔，张鹏，等．新型冠状病毒肺炎背景下普通外科诊疗防控工作建议．中华外科杂志，2020，58（00）：E001-E001.

［3］黄耿文．新型冠状病毒肺炎疫情下实施普通外科手术的思考和建议．中国普通外科杂志，2020，29（2）：127-130.

［4］张明强，王小辉，安宇林，等．2019新型冠状病毒肺炎早期临床特征分析．中华结核和呼吸杂志，2020，43（00）：E013-E013.

［5］Wang D，Hu B，Hu C，et al. Clinical Characteristics of 138 Hospitalized Patients With 2019 Novel Coronavirus-Infected Pneumonia in Wuhan，China. JAMA，2020，doi：10.1001/jama.2020.1585.［Epub ahead of print］

［6］国家卫生健康委办公厅．关于印发医疗机构内新型冠状病毒感染预防与控制技术指南（第一版）的通知．2020．http://www.nhc.gov.cn/yzygj/s7659/202001/b91fdab7c304431eb082d67847d27e14.shtml.

（付卫　周鑫）

第十章

疑似／确诊新冠肺炎的孕产妇如何进行妊娠期管理和分娩管理？是否会发生母婴传播

一、孕产妇有哪些病理生理特点？

面对新冠肺炎疫情肆虐，孕产妇是特殊易感人群。为更好地对疑似／确诊新冠肺炎的孕产妇进行有效管理，首先须了解孕产妇的生理特点。

（1）妊娠期由于受雌激素的影响，孕妇会出现上呼吸道黏膜增厚、轻度充血、水肿，加之妊娠晚期血容量增加，血液相对稀释，呈生理性贫血状态，均会导致机体抵抗力下降，更易发生上呼吸道感染。

（2）妊娠中、晚期腹压增加、膈肌上抬，胸腔容积缩小，加之循环血容量增加，血液稀释等因素会导致孕妇心率增快，部分孕妇偶有轻微心悸、胸闷及乏力等症状，分娩期疼痛会导致孕产妇过度通气等，可能增加其呼吸道感染的风险。

（3）终止妊娠后腹压减小、子宫收缩、组织间潴留的液体回流等会导致大量血液流向内脏，可致产妇血流动力学发生变化，如合并新型冠状病毒感染的孕产妇更易发生急性心功能衰竭，继发肺循环障碍，加重缺氧。尤其在分娩期及产后 72 小时内临床症状可能迅速加重。

（4）孕产妇特殊的排泄物（如羊水、阴道分泌物、阴道血性恶露）可能会增加病毒传播的风险，因而对孕产妇合并新型冠状病毒感染的防护更加困难、更加需要精细化管理。

鉴于孕产妇上述病理生理特点，针对疑似／确诊新冠肺炎孕产妇的管理和普通人群有所不同。

二、新型冠状病毒感染控制期间，疑似／确诊新冠肺炎的孕妇如何进行孕期管理？

疑似／确诊新冠肺炎的孕妇需要住院治疗，应收入医院隔离病房，医护人员须按照三级防护标准进行医疗诊治。

（一）孕妇的隔离防护

（1）新冠肺炎的疑似病例应收住负压／单间病房进行隔离。

（2）如为新冠肺炎确诊病例，应直接转入定点医院，若短时间内不宜转出，应就地收入负压／单间隔离病房，若因床位紧张，可将确诊孕妇收治于同一间隔离病房，与其他确诊患者床位相隔至少 1 米，并以屏风或布帘相隔。

（3）孕妇使用的检查器械，如温度计、胎心听筒、血压计、胎心监护仪、心电监护仪等应专人专用，并按国家标准进行清洗消毒。

（4）孕妇和（或）陪同家属（原则上无家属陪同）均应佩戴医用外科口罩，指导孕妇在咳嗽或打喷嚏时用纸巾或手肘捂住口鼻，并立即洗手消毒。

（5）孕妇的食具、便具应单独使用，便具每次使用后应消毒，排泄物必须使用含氯消毒剂处理后才能倾倒，鼓励孕妇在病房范围内活动。

（二）医护人员的个人防护

（1）对所有医护人员进行上岗前流行病学筛查，同时进行新型冠状病毒知识培训和防护措施相关培训，并有考试合格记录。

（2）严格执行国家卫生健康委员会发布的《新型冠状病毒感染的肺炎防控中常见医用防护用品使用范围指引（试行）的通知》，根据实施诊疗的具体区域进行科学有效的职业防护，尤其是在进行呼吸道标本采集、吸痰、气管插管等可能产生气溶胶的操作时，应正确佩戴医用防护口罩及护目镜。行阴道分泌物检查时，应采取标准水平（同呼吸道标本采集防护）的防护措施。

（3）产科设立新型冠状病毒感染孕产妇应急管理团队，由产科主任和护士长负责人员调配，尽量合理减少医护人员暴露。对于符合疑似病例和确诊病例诊断标准的孕产妇，应单独抽调医护人员在隔离区域内进行诊疗，合理定期安排轮换。

（三）孕妇的诊治管理

孕产妇诊断疑似 / 确诊新冠肺炎的标准原则同普通人群，包括实验室检查及胸部 CT 检查等，在此不赘述。

在明确诊断前，应根据妊娠周数制定管理流程[1]：

（1）妊娠＜ 28 周：以感染科监测及治疗为主，产科、感染科、重症医学科等专家会诊共同讨论治疗方案，尤其是药物使用，原则上以救治孕妇为先。动态监测评估孕妇及胎儿情况并采取相应措施。如果孕妇病情缓解或改善，可在严密监测下继续妊娠；若评估后可以出院，则继续在家中隔离，并交代相关注意事项，提前预约下次产检时间，产科采取电话随访方式随访孕妇至下次产检；如病情快速进展，随时终止妊娠。

（2）妊娠≥28周：由感染科及产科共同管理。妊娠不足34周者可考虑给予促胎儿肺成熟治疗，严密监测孕妇及胎儿状况，如果病情控制不满意，应积极终止妊娠。

（3）转诊：新冠肺炎的确诊病例建议转入当地卫生健康委员会指定的定点医院诊治。转诊过程中，对于转运救护车的检测及抢救条件、转运陪同医护人员的防护等级、转运物品的使用以及转运后物品的消毒处理，均应严格按照国家卫生健康委办公厅发布的《新型冠状病毒感染的肺炎病例转运工作方案（试行）》进行。同时，应注意为确诊的孕妇配备特殊的胎儿监测装置、分娩相关器械、新生儿复苏抢救设备，以应对转运过程中的突发情况。

（4）诊治过程中病情危重、不宜转运者，建议收入具有负压病房的重症监护科单间病房隔离，并进行相关的抢救治疗。

重症病例应符合以下情况之一[2]：①呼吸窘迫，呼吸频率（RR）≥30次/分。②静息状态下，指氧饱和度≤93%。③动脉血氧分压（PaO_2）/吸氧浓度（FiO_2）≤300 mmHg。

危重症病例应符合以下情况之一：①出现呼吸衰竭且需要机械通气。②出现休克。③合并其他器官功能衰竭，需重症监护病房（ICU）监护治疗。

（5）确诊为新冠肺炎且存在妊娠合并症及并发症的危重孕妇转诊：原则上转入定点医院进行诊治，但转诊前需先了解该转诊医院是否具备接诊该孕妇的救治能力，以免延误救治时机。

二、新型冠状病毒感染控制期间，疑似 / 确诊新冠肺炎的产妇如何进行分娩管理？

疑似 / 确诊新冠肺炎孕妇的分娩期规范管理是最重要的环节之一，包括终止妊娠时机、分娩方式选择、麻醉方式及早期新生儿管理。此外，分娩过程中医护人员感染防护问题更面临严峻挑战。

（一）终止妊娠时机

对于妊娠 < 34 周[3]、不存在终止妊娠的其他医学指征，且仅为轻型或普通型新冠肺炎的孕妇，可在严密观察和监测下延长孕周，尚无证据支持提前终止妊娠。终止妊娠的指征取决于孕妇疾病的严重程度、孕周及胎儿的宫内状况，应由多学科共同讨论，本着孕妇安全优先的原则综合判断。下列情况建议终止妊娠：

（1）合并产科指征需要终止妊娠。

（2）孕妇合并新冠肺炎，病情无好转或继续加重。

（3）重型或危重型新冠肺炎的孕妇，无论孕周多少，均应考虑终止妊娠。

（二）分娩方式

分娩方式的选择应依据产科指征、孕妇疾病严重程度综合决定。建议放宽剖宫产手术指征，一方面减少产妇在分娩过程中因体力消耗而导致的抵抗力下降，避免病情进一步加重；另一方面，产程中产妇过度通气、羊水及阴道分泌物等会增加感染防控难度。此外，产程中发生突发问题需要中转剖宫产术时，感染防控措施难以快速有效到位，将导致包括医护人员在内的病毒感染扩散的风险增加。

（三）分娩场所及感染防护

（1）条件允许时，尽量在负压隔离病房进行分娩。

（2）若没有负压隔离病房，至少应选择在感染隔离病房或感染隔离手术间进行分娩。不要在平时使用的产房中进行分娩。

（3）尽量减少房间内的物品（图 10-1），尽量减少助产人员或剖宫产术人员，2～3 名技术娴熟的医生和护士即可。

（4）分娩期防护必须贯穿整个分娩过程，包括阴道检查、人工破膜等操作。

（5）医护人员应进行严密防护，使用 N95 口罩、护目镜／

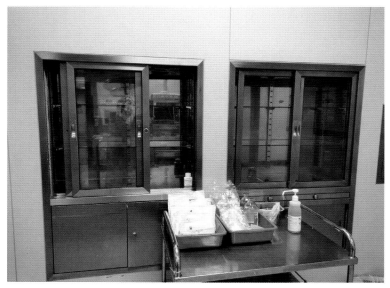

图 10-1　尽量减少房间内物品（图片来自北京大学第三医院）

面屏、一次性手术帽、防护服、隔离衣、鞋套、长靴等进行三
级防护，并注意无菌操作。

（6）非全身麻醉的患者，须佩戴外科口罩。

（四）疑似或确诊新冠肺炎孕妇的紧急剖宫产预案

启动孕妇紧急剖宫产术是所有助产机构常备不懈的工作，
但与新冠肺炎疑似或确诊病例的紧急剖宫产术有着本质的不
同，最主要的区别在于感染防控。紧急预案的内容应涵盖医用
场地、设备防控，尤其是医护人员感染防控等（图 10-2）。

1. 术前准备

（1）产科医师联系麻醉科医师及手术室护士，告知需要
紧急手术且患者为疑似 / 确诊新冠肺炎患者（特殊需求请提
前说明，例如胎盘植入需准备分腿床、加温毯、加温输血仪
等）。手术室护士负责消毒隔离物品、术前及术后手术室消
毒、患者在病房与手术室转运过程中专用通道及转运人员的消
毒防护等。应提前联系儿科医师，告知患者情况，准备新生儿
转运暖箱及设备，并穿戴防护用品。

（2）提前设计好患者由接诊区域转运至手术室的路线，使
用专用手术梯，提前清空无关人员、关闭门窗，并及时消毒。

（3）患者准备：疑似 / 确诊新冠肺炎的孕妇在入手术室之
前应佩戴医用外科口罩，转运过程中应避免不必要的停留，术
后尽快将患者送回隔离病房。

2. 术中准备

（1）手术间：新冠肺炎疑似 / 确诊患者手术应在负压手术
室完成。术前将不用的设备尽量移出手术间，并将回风口用
1000 mg/L 含氯消毒剂纱布包裹（图 10-3）。术中保持手术间

新型冠状病毒肺炎患者剖宫产的应急流程（北京大学第三医院）

术前准备：
1. 产科医师联系手术室，告知需要紧急手术且患者为新冠肺炎疑似/确诊患者，联系手术室护士长协调安排
2. 提前联系儿科医师，告知患者情况，准备新生儿转运暖箱及设备，并穿戴防护用品
3. 联系麻醉科、重症患者预约ICU床位
4. 提前设计患者转运路线，转运时使用专用手术梯，提前清空无关人员、关闭门窗，并及时消毒

启用负压手术间：
1. 疑似/确诊新冠炎的孕妇手术应在负压手术间进行，开启负压状态
2. 术前尽量将不用的设备移出手术间，并将回风口用1000 mg/L含氯消毒剂纱布包裹
3. 术中保持手术间房门关闭，并做"隔离"标识

转运：
疑似/确诊新型冠状病毒肺炎的孕妇入手术室之前应佩戴医用外科口罩，转运过程中避免不必要的停留，转运工作人员佩戴医用外科口罩或医用防护口罩

手术人员防护及分工：
1. 所有手术人员穿一次性防护服、戴N95口罩、戴护目镜、穿鞋套，做好标准预防
2. 尽量减少手术人员数量，2~3名医师上台，由高年资医师主刀，必要时请儿科医师看台
3. 由产科医师或儿科医师在缓冲区交接新生儿，并转入儿科病房

物品准备：
尽量使用一次性手术包及用品

转运：
术后患者转入外科ICU、呼吸科ICU或原隔离病房

术后物品处理：
1. 可复用医疗器械用2000 mg/L含氯消毒剂浸泡（手术间备浸泡桶），在手术间初步处理后标识清楚，送至消毒供应中心统一处理
2. 一次性废弃物按照医疗废物管理，双层密闭包装，贴出处条，并装于耐压硬质纸箱用红色记号笔标记"感染废弃物"，与医疗废物收集人员重点交接，优先转运

术后人员防护：
正确穿、脱隔离衣。参与手术的人员需根据医院规定进行健康观察，出现发热、咳嗽、气促等情况应立即报告感染管理科、科主任及护士长

图 10-2　新冠肺炎患者剖宫产的应急流程（北京大学第三医院）

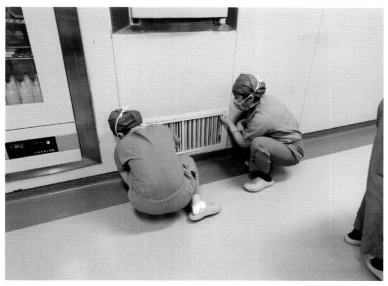

图 10-3 将回风口用 1000 mg/L 含氯消毒剂纱布包裹（图片来自北京大学第三医院）

房门关闭，并做"隔离"标识。

（2）医护人员防护：所有手术人员穿一次性防护服、戴 N95 口罩、戴护目镜、穿鞋套，做好标准预防。

（3）手术人员分工：尽量减少手术人员数量，2 名医师上台，1 名医师台下处理新生儿，由经验丰富的医师主刀，必要时请儿科医师看台，隔离手术间外另配 1 名巡回护士负责传递手术中临时需要的紧急物品。

（4）物品准备：尽量使用一次性手术包及用品。所有接生器械及手术器械外贴"新型冠状病毒感染"标识，单独放置、单独消毒。

（5）新生儿：在分娩过程中，应尽早夹闭和切断脐带，不可母婴早期接触，由产科医师或儿科医师在缓冲区交接新生儿，并转入儿科病房观察，不可母婴同室。

3. 麻醉方式

根据中华医学会发布的《妊娠期与产褥期新型冠状病毒感染专家建议》的专家组意见[4]，硬膜外阻滞麻醉或全身麻醉均可用于新冠肺炎孕妇的分娩麻醉，对于已行气管插管的新冠肺炎孕妇，可采取气管插管全身麻醉剖宫产。

依据现有的临床实践和经验，针对新冠肺炎孕妇的剖宫产术，大多数医生倾向于采用硬膜外阻滞麻醉，以减少插管、拔管过程中的感染，避免全身麻醉对新生儿的影响（肌张力和呼吸），减小转诊新生儿科后的压力。此外，麻醉医师也应采用三级防护，特别要注意防止气管插管感染。

4. 术后处理

（1）产妇处理：对于所有已确诊的新冠肺炎产妇，产后或术后若病情平稳，可转入当地新冠肺炎定点医院进行后续治疗，或送入本院感染科病区进行隔离治疗。如病情不稳定，则转入 ICU 隔离病房进行治疗。

（2）医护人员术后处理：术后在手术间（污染区）脱去手术衣，在手术间缓冲区脱去内层防护用具及鞋套，并进行手部清洁消毒，在清洁区进行淋浴、更换工作衣，可继续参与后续的诊疗工作。若产妇确诊为新冠肺炎，手术人员需根据医院规定进行健康观察，出现发热、咳嗽、气促等情况应及时就医并立即上报。

（3）术后物品处理：可复用医疗器械用 2000 mg/L 含氯消毒剂浸泡（手术间准备浸泡桶），在手术间经初步处理后标识清楚，送至消毒供应中心统一处理。一次性废弃物按照医疗废物管理，双层密闭包装，贴出处条，并装于耐压硬质纸箱用红色记号笔标记"感染废弃物"，与医疗废物收集人员重点交接，优先转运。

（4）消毒隔离：①手术患者接触过和用过的器具（包括转运车等）及台面均应使用 1000 mg/L 含氯消毒剂洗刷、擦拭或浸泡消毒后再进行常规处理。若紧急抢救时使用病房的病床转运患者进入手术间，应做到专床专用，随用随擦拭，先用 1000 mg/L 含氯消毒剂擦拭消毒后再推离手术室，离开手术区前再次擦拭消毒。转运车上的一次性用品应按医疗废弃物处理，可复用的需用双层塑料袋密封，做好标识送复用处清洗消毒。②术后应关闭空气净化系统，移除所有废弃物，按医疗废物处理，联系专人进行手术间过氧化氢超低容量喷雾消毒，消毒用剂量为 3% 的过氧化氢 30 ml/m³，密闭 1 小时后再用 1000 mg/L 含氯消毒剂擦拭消毒所有可触及表面。③作用 30 分钟后清水擦去消毒液后开启净化 1 小时，必要时更换排风过滤器备用。

5. 分娩后早期新生儿的管理

经新生儿科医师评估后立即转入新生儿隔离观察病区，并进行新型冠状病毒核酸检测，对有症状的新生儿进行支持治疗，避免母婴早期接触，暂不予母乳喂养。

三、新型冠状病毒感染控制期间有母婴传播的可能吗？

目前对于孕产妇感染新型冠状病毒的资料较少。人群对新冠肺炎普遍易感。孕产妇是否比普通人群更加易感，目前尚不清楚。从目前新冠肺炎疫情的整体情况看，重症患者一般为老年患者和有基础疾病的患者，女性患者较男性患者更少。孕产妇一般比较年轻，身体基础好，较少合并基础疾病，因此预计妊娠期感染新型冠状病毒者多数为轻症，不必为此感到惊慌。从有限的病例资料看，已感染的孕产妇是否会发生母婴传播目前尚不能确定，但我们需要意识到新生儿同样是新型冠状病毒的易感人群。

根据最近在线发布在柳叶刀（*The Lancet*）杂志上的小样本研究[5]，在 9 例围生期感染新型冠状病毒母亲分娩的新生儿中，临床分析结果表明目前暂无母婴传播证据（咽拭子病毒核酸检测均阴性）。但是，为避免新冠肺炎在新生儿集中的机构内暴发流行，产科和新生儿科医师均应采取相应的预防、隔离措施，进一步降低新生儿的感染风险。

参考文献

[1] 朱颖，务秋蕾，王琳，等．华中科技大学同济医学院附属协和医院妊娠合并新型冠状病毒肺炎初步诊疗建议．中华妇产科杂志，2020，55（02）：77-80.

[2] 国家卫生健康委办公厅，国家中医药管理局办公室．新型冠状病毒肺炎诊疗方案（试行第六版）．2020．http://www.nhc.gov.cn/yzygj/s7653p/202002/8334a8326dd94d329df351d7da8aefc2.shtml.

[3] 漆洪波，陈敦金，冯玲，等．新型冠状病毒感染孕产妇分娩期间注意的问题．中华妇产科杂志，2020，55（02）：E001-E001.

[4] 陈敦金．妊娠期与产褥期新型冠状病毒感染专家共识．中华围产医学杂志，2020，23（02）：73-79.

[5] Chen H，Guo J，Wang C，et al. Clinical characteristics and intrauterine vertical transmission potential of 2019-nCoV infection in nine pregnant women：a retrospective review of medical records．Lancet，2020．https://doi.org/10.1016/S0140-6736（20）30360-3.

（赵扬玉　王颖）

第十一章

新冠肺炎新生儿诊疗病例点评及医院防控措施有哪些

一、新型冠状病毒是如何感染新生儿的？

新型冠状病毒感染新生儿可能有三种途径：宫内感染、经母乳通过消化道感染和经呼吸道感染。目前尚缺乏胎儿或新生儿新型冠状病毒感染的实验室和临床研究资料，新型冠状病毒是否如其他病毒一样会垂直传播致新生儿感染尚不清楚。

二、母亲为新冠肺炎（COVID-19）疑似病例的新生儿如何诊疗？

1. 新冠肺炎疑似病例母亲的新生儿诊治经过实例

一例武汉儿童医院新生儿病房收治的新生儿，母亲在分娩前为新冠肺炎疑似病例。2月1日晚，孕妇出现阵痛及发热8小时后，于同济医院发热门诊就诊。2月2日，同济医院医护人员在三级防护下进行剖宫产手术，术后产妇回到隔离病房继续治疗，新生儿被转运至新生儿隔离病房留观。新生儿出生体重 3250 g，出生 Apgar 评分 8 ～ 9 分，无呼吸困难，未吸氧情况下，经皮血氧饱和度正常。新生儿咽拭子新型冠状病毒核酸检测结果为阳性，提示感染。2月6日，该新生儿转至武汉儿童医院新生儿隔离病区，生命体征稳定，无发热、咳嗽，但有呼吸急促症状，胸部 X 线检查有肺部感染表现，肝功能轻度异常，目前还在对症支持治疗中，预计住院观察 2 周。由于患儿进行核酸检测时间为生后 30 小时，出生时未及时做羊水、胎盘或者组织学样本检测，新生儿可能会在产时、产后被环境中病毒感染，无法确证是母婴垂直传播[1]。

2. 新冠肺炎疑似病例母亲的新生儿诊治要点

新生儿由于免疫功能不成熟，推测可能成为新型冠状病毒易感高危人群。新冠肺炎疑似或确诊病例母亲的新生儿，在出生前即确定为高危新生儿，需要密切观察和监护。

在防控新冠肺炎感染传播方面，必须加强产、儿科的密切沟通与协作。如发现产前疑似病例，产科主管医师应及时通知新生儿科医师，告知高危孕妇信息，使医护人员有充足时间穿戴防护装置。在隔离产房进行分娩准备，新生儿科医师进行新生儿复苏准备（表 11-1），医护人员进入产房前要穿戴三级防护装备，包括帽子、N95 口罩、防护面罩或护目镜、手套、防护服、鞋套等。

当疑似新冠肺炎的孕妇第一次检测新型冠状病毒为阴性，尚不能排除疑似病例时，新生儿出生时需留取脐血、胎盘组织、羊水、呼吸道分泌物进行病毒检测。新生儿出生后带入隔离病房进行相应隔离诊疗措施。

如疑似新冠肺炎产妇第 2 次检测新型冠状病毒为阴性，新生儿检测结果为阴性，则可根据产妇和新生儿情况，新生儿无住院指征时，可返回家中，由母亲或家人照顾[2]。

表 11-1　隔离分娩室新生儿复苏设备及用具

物品	描述	数量 [2]	物品	描述	数量 [2]
开放式辐射台 [1]	匹配的脉氧饱和度仪	1	卷尺		1
	肤温探头	1	防水胶布		1
听诊器	新生儿听诊器	1	剪刀		1
自动充气式气囊	足月儿面罩	1	注射器	1 ml	2
	早产儿面罩	1		5 ml	2
喉镜	镜柄	1		10 ml	3
	电池	2		20 ml	2
	叶片 0 号	1		50 ml	2
	叶片 1 号	1	肾上腺素	1∶1000	5
吸引管		1	生理盐水	10 ml	2
氧气管		2		100 ml	2
摆放物品小平车		2	脐静脉插管包	脐静脉管（3.5 FR）	1
消毒布单	70 cm×90 cm	2		10 ml 注射器	2
肩垫		1		三通	1
帽子		1		粗线	1
食品级塑料袋 1	大号	1		孔巾	1
吸引球		1		剪刀或手术刀	1
吸痰管	8 号	1		大镊子	1
胎粪吸引管		1		止血钳	1
胃管	8 号	1		小镊子	1
气管导管	导管芯（铜丝）	2	注：[1] 已知 1500 g 以下早产儿；[2] 此为预计分娩单胎时数量，如为双胎或多胎，需按胎儿数量准备		
	2.5 mm	2			
	3.0 mm	2			
	3.5 mm	2			

如疑似新冠肺炎产妇第 2 次检测新型冠状病毒为阳性，则母亲为确诊新冠肺炎病例；如新生儿检测结果为阴性，可根据新生儿情况，新生儿无住院指征时，可返回家中，由家人照顾；新生儿检测结果为阳性时，新生儿需住院隔离治疗至少 14 天，符合出院指征时可出院（图 11-1）[3]。

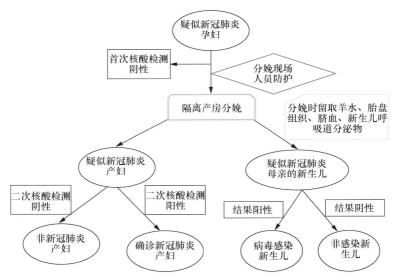

图 11-1　疑似新冠肺炎母亲及新生儿诊疗流程

三、母亲为新冠肺炎确诊病例的新生儿如何诊疗？

1. 新冠肺炎确诊病例母亲的新生儿诊治经过实例

哈尔滨市第六医院病例报告，1 例母亲孕 38 周确诊为新冠肺炎，新生儿经剖宫产出生，新生儿行核酸检测两次结果均为阴性，状态良好。

　　湖北省妇幼保健院分析了 9 例母亲为新冠肺炎确诊患者所生的 10 例新生儿（其中有一对双胞胎）的临床情况。确诊新冠肺炎的孕妇平均年龄为 30 岁，症状出现距孕妇分娩间隔为 1～6 天，主要是发热和咳嗽，1 例伴发胆囊炎，1 例伴腹泻。4 例在分娩前出现肺炎症状，2 例于分娩当天出现肺炎症状，3 例于分娩后出现肺炎症状；3 例给予奥司他韦口服治疗，1 例予口服奥司他韦、雾化吸入干扰素治疗。7 例孕妇经剖宫产分娩，2 例经阴道分娩。10 例新生儿中男性 8 例，女性 2 例，足月儿 4 例和早产儿 6 例。呼吸急促是新生儿最多的首发症状（6 例），4 例患儿出现消化道症状，如呕吐、喂养不耐受、腹胀、拒奶、胃出血等；心率增快者 1 例，发热者 2 例。7 例胸部 X 线检查显示异常：4 例肺炎，2 例新生儿呼吸窘迫综合征和 1 例气胸。2 例患儿合并血小板减少和肝功能异常，其中 1 例患儿胎龄 34^{+5} 周，出生后气促呻吟 30 分钟入院，入院后 8 天病情恶化合并休克、多器官功能衰竭、弥散性血管内凝血，第 9 天治疗无效死亡。全部 10 例新生儿，生后 1～9 天内取咽部分泌物进行核酸检测均为阴性结果[4]。

　　武汉大学中南医院收治的 9 例确诊新冠肺炎孕妇的新生儿均剖宫产出生，出生时收集了羊水、脐带血、新生儿咽喉拭子和母乳样本。所有样本中的新型冠状病毒均为阴性。新生儿均未出现临床症状[5]。

2. 新冠肺炎确诊病例母亲的新生儿诊治要点（图 11-2）

　　当孕妇为新冠肺炎确诊病例时，首诊科室需告知接触孕妇的医护人员进行三级防护措施，当计划分娩时，在隔离产房进行分娩准备，新生儿医师进行新生儿复苏准备，所有接触分娩现场的人员进入前均要穿戴全套三级防护装备包括帽子、

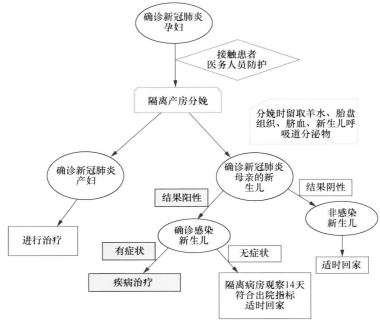

图 11-2　确诊新冠肺炎母亲及新生儿诊疗流程

N95 口罩、防护面罩或护目镜、手套、防护服、鞋套等[2]。

　　新生儿出生时需留取脐血、胎盘组织、羊水、呼吸道分泌物，检测新型冠状病毒。新生儿生后进入新生儿隔离病房留观，如合并新生儿疾病，需进行适宜的隔离诊疗。

　　如上述标本新型冠状病毒检测呈阳性结果时，患儿为疑似或确诊新生儿病例，新生儿感染后临床表现可能会与成人表现相似，表现为无症状感染、轻症感染和重症感染，新生儿尤其早产儿的症状表现可能更为隐匿，不具有特异性，需要仔细观察与甄别。

　　新生儿治疗以对症、支持治疗为主，维持内环境平衡，尽量避免气道内操作。实施有效的新生儿隔离病房安置和执行接触隔离、飞沫隔离措施，在进行易产生气溶胶操作时执行空气隔离措施。目前尚无有效的适用于新生儿的抗冠状病毒药物。避免盲目或不恰当使用抗菌药物，可酌情使用静脉用丙种球蛋白。

在对症治疗基础上，防治并发症，进行有效的器官功能支持。如发生新生儿重症病例，对于以"白肺"为表现的重症急性呼吸窘迫综合征患儿，大剂量肺表面活性物质、高频振荡通气（high-frequency oscillatory ventilation，HFOV）可能具有疗效。特别危重病例必要时需要实施持续肾替代治疗（continuous renal replacement therapy，CRRT）与体外膜肺氧合（extracorporeal membrane oxygenation，ECMO）治疗[2]。

至今为止的围产期报告显示 20 例确诊新冠肺炎孕妇分娩的 21 例新生儿，仅有 1 例为确诊病例（生后 30 小时留取样本，不排除环境感染可能），目前尚无明确母婴垂直传播的证据。

四、新型冠状病毒感染新生儿的出院标准是什么[2-3]？

（1）无症状感染：每隔 2 天采集上呼吸道标本（鼻咽拭子＋咽拭子）检测新型冠状病毒，连续 2 次（至少间隔 24 小时）呈阴性结果。

（2）上呼吸道感染：体温恢复正常 3 天以上、症状改善、连续 2 次（至少间隔 24 小时）采集的上呼吸道分泌物标本（鼻咽拭子＋咽拭子）检测新型冠状病毒呈阴性结果。

（3）肺炎：体温恢复正常 3 天以上、呼吸道症状好转、肺部影像学显示炎症明显吸收，连续 2 次（至少间隔 24 小时）采集的上呼吸道标本（鼻咽拭子＋咽拭子）和下呼吸道标本（痰液）检测新型冠状病毒都呈阴性结果。

确诊病毒感染新生儿，住院隔离治疗至少 14 天，符合出院指征时才可出院。在母亲隔离治疗期间，暂停母乳喂养；当母亲及新生儿均治愈后，可考虑母乳喂养。

五、社区获得性新冠肺炎的新生儿结局如何？

1. 社区感染的新冠肺炎新生儿诊治经过

迄今为止文献及新闻报道中，仅有一例新生儿为明确的社区获得性感染新冠肺炎。足月男婴，2020 年 1 月 13 日出生。1 月 22 日家人请一位月嫂照顾产妇及新生儿，月嫂很快被诊断为新冠肺炎。1 月 26 日，患儿母亲被诊断为新冠肺炎，1 月 29 日，患儿开始出现发热和咳嗽，1 月 30 日于武汉儿童医院收治，胸部 X 线检查显示有新生儿肺炎症状，患儿肛拭子新型冠状病毒核酸检测为阳性，被确诊为新生儿新冠肺炎。

2. 社区获得性新冠肺炎新生儿的诊治要点

新生儿新冠肺炎病例多属于轻症，生命体征稳定，尚无危急重症抢救病例。我们在诊治过程中，注意新生儿新冠肺炎病例需要单间隔离收治，工作重点在于进行新生儿适宜的诊治措施时，加强防护观念和措施，避免造成医院内新冠肺炎的交叉感染和流行。

六、新生儿病房预防新冠肺炎感染流行的管理要点是什么？

新生儿病房新生儿病例来源途径包括本院产科出生、作为新生儿危重中心主动转运和儿科门急诊收入。鉴于新生儿被感染的途径可能有母婴垂直传播、母乳传播和呼吸道–消化道传播，需要采取如下防控措施[2-3, 5-6]。

1. 分区隔离

根据病例来源，分区域安置新生儿床位。在新生儿病房，至少应划分三个区域包括本院出生新生儿、外院出生新生儿、门诊收治新生儿；再将每个区域划分为非感染区和感染区，共三区六处。

2. 流行病学史调查

本院产科出生新生儿，由产科管控母亲及家属的流行病学史；主动转运的新生儿，转运前请转出医院医护人员详细询问流行病学史；转入医院医护人员见到家长后，再次详细询问流行病学史。特别明确是否接触有新型冠状病毒感染流行病学史的患者以及相关症状；所有门诊新生儿患者需经医院统一分诊，如有发热，进入儿科发热门诊通道就诊。

3. 新生儿病房探视制度

在新冠肺炎流行期间，暂停新生儿病房探视。所有患儿家长需经医院统一监测排查方能进入。因病毒传播形式尚未完全确定，为避免感染，减少家长外出，暂停运送和接收母乳，所有住院新生儿均为配方奶喂养。

4. 工作人员制度管理

有外地旅行经历的工作人员需填写流行病学史，如有近期疫区或者病例持续增多病例地区旅行、探亲史，或者乘坐火车、飞机旅行史，应自行居家隔离 14 天后，再安排工作。如工作人员有身体不适或家庭成员有发热，需及时汇报，必要时居家休息隔离。

工作人员进入新生儿病房前，更换新生儿病房内穿衣，且新生儿病房工作服装不与其他病房或门诊混用，每日更换。进入新生儿病房时，严格洗手，戴一次性手术帽和口罩。医护人员将诊疗操作集束化，尽量减少接触患者。

5. 新生儿疑似或确诊病例隔离病室工作要求

根据新生儿临床流行病学、临床和实验室检查等，明确为疑似或确诊新冠肺炎感染，在等待最终结果前，进行隔离病房的医学观察，根据病情进行相应治疗。

在观察期间执行如下措施：①医务人员在接触患儿时，执行接触隔离、飞沫隔离措施，在进行容易产生气溶胶操作时执行空气隔离措施。②为降低风险，避免使用新冠肺炎母亲的母乳进行喂养，均采用配方奶喂养。③日常用具：治疗盘和治疗台、设备等使用 1000 mg/L 有效氯擦拭或 75% 乙醇擦拭；半污染区每天 2 次紫外线照射，每次至少 30 分钟；办公桌以 1000 mg/L 有效氯擦拭。④终末消毒：房间终末消毒，过氧化氢空气熏蒸，关闭大门开窗通风半小时后，病室内紫外线灯照射 30 分钟，再次开窗通风半小时；产生的医疗废弃物用两层黄色医用垃圾袋包裹，用含氯制剂（1000 mg/L 有效氯喷雾）喷洒消毒作用不短于 10 分钟，并注明"涉疫情垃圾"，再按感染性医疗废弃物处置；非一次性使用的医用被服、织物推荐采用含氯制剂（1000 mg/L 有效氯喷雾）喷洒消毒作用不短于 10 分钟，用两层黄色垃圾袋包装，并写"涉疫情被服"，再按感染性医用织物处置。

6. 新生儿病房新冠肺炎防控流程图（图 11-3）

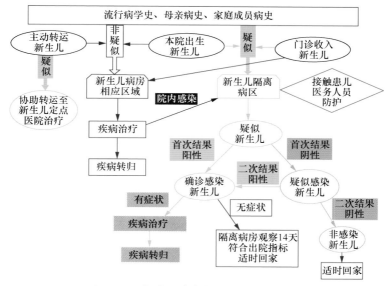

图 11-3　新生儿病房新冠肺炎防控流程

参考文献

［1］Chen H，Guo J，Wang C，et al. Clinical characteristics and intrauterine vertical transmission potential of 2019-nCoV infection in nine pregnant women：a retrospective review of medical records. www.thelancet.com Published online February 12，2020 https：//doi.org/10.1016/S0140-6736（20）30360-3.

［2］中国当代儿科杂志编辑委员会围产新生儿新型冠状病毒感染防控管理预案工作组. 围产新生儿新型冠状病毒感染防控管理预案（第一版）. 中国当代儿科杂志，2020，22（2）：87-90.

［3］中国医师协会新生儿科医师分会，中国妇幼保健协会新生儿保健专业委员会，中华医学会围产医学分会，《中华围产医学杂志》编辑

委员会. 新生儿科 2019 新型冠状病毒感染防控专家建议. 中华围产医学杂志，2020，23〔2〕，80-84.

［4］Zhu H，Lin W，Fang C，et al. Clinical analysis of 10 neonates born to mothers with 2019-nCoV pneumonia. Transl Pediatr，2020，http：//dx.doi.org/10.21037/ tp.2020.02.06.

［5］中华医学会儿科学分会新生儿学组. 新生儿呼吸道病毒感染管理工作流程导图专家建议. 中国循证儿科杂志，2020，15〔1〕：5-9.

［6］Wang J，Qi H，Bao Lei，et al. A contingency plan for the management of the 2019 novel coronavirus outbreak in neonatal intensive care units. Lancet Child Adolesc Health 2020，Published Online February 7，2020. https：//doi.org/10.1016/S2352-4642〔20〕30040-7.

（韩彤妍　童笑梅）

第十二章

儿童新冠肺炎相关病例点评及诊疗关键点是什么

本章涉及的儿童病例主要为年龄＞28 天的儿童新冠肺炎（COVID-19）病例。

一、如何管理儿童新冠肺炎疑似病例？

1. 典型病例

患儿，女，4 岁 7 个月，因"发热伴咳嗽 1 天"就诊。最高体温 38.0℃，伴干咳、无痰，无气促、恶心、呕吐、腹痛、腹泻、头痛及乏力。既往体健，无基础疾病，规律完成儿童期计划内疫苗接种。

流行病学史：患儿系北京市人。2020 年 1 月 16 日由北京市到武汉市，1 月 18 日离开武汉市前往湖北省钟祥市，1 月 22 日返京，当天即来我院儿科发热门诊就诊。同住家人无发热和（或）呼吸道感染症状。

查体：体温 38℃，心率 110 次 / 分，呼吸 22 次 / 分，精神反应可。咽部充血，双侧扁桃体 I 度肿大，无渗出，双侧呼吸动度一致，双肺呼吸音粗，未闻及干湿性啰音，心音有力，心律齐，未闻及杂音，腹部平软，无压痛，未触及包块。

辅助检查：血常规检查示白细胞 7.29×10^9/L，淋巴细胞

119

$1.45 \times 10^9/L$，中性粒细胞百分比 71.7%，淋巴细胞百分比 19.9%，红细胞 $5.14 \times 10^{12}/L$，血小板 $259 \times 10^9/L$；C 反应蛋白 < 0.5 mg/L；甲型及乙型流行性感冒病毒（流感病毒）抗原检测阴性；2 次咽拭子新型冠状病毒核酸检测阴性；胸部 CT 提示双肺纹理增多，右肺下叶可见多发斑片状高密度影及模糊影（图 12-1）。

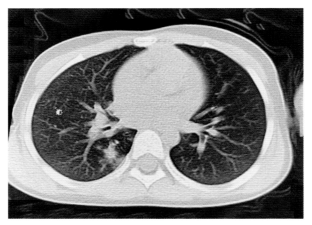

图 12-1　4 岁患儿的胸部 CT 结果

2. 诊疗要点

（1）流行病学史分析：患儿及家人有武汉旅行史，流行病学史阳性。儿童病例的流行病学史须反复与患儿家属核实。注意询问患儿是否接触过疫情流行区有发热和（或）呼吸道感染症状的患者，与患儿同住的家人及邻里朋友等密切接触者有无症状，目前报道的儿童病例，多数有疫源地居住史或旅行史，且家庭成员即父母至少有一方已确诊为新冠肺炎，即有家族聚集性。

（2）诊断要点：患儿有发热及咳嗽等呼吸道感染症状，血常规检查提示白细胞总数降低，淋巴细胞百分数降低，胸部

CT 提示肺炎，符合新冠肺炎临床表现中的三条。经医院内专家组（呼吸科、感染科、急诊科、放射科）会诊后考虑为疑似病例，无呼吸困难等重型及危重型表现，考虑为普通型，立即电话报告北京市海淀区疾病预防控制中心，并予咽拭子采样进行新型冠状病毒检测，在隔离诊室进行留观治疗。在此期间，观察患儿的临床表现尤其是体温变化，并记录母亲体温，其母未出现发热和呼吸道感染症状，同时先后为患儿及其母亲间隔 24 小时分别送检 2 次咽拭子进行新型冠状病毒检测，最终母女两人检测结果均回报阴性。

新冠肺炎流行期间恰逢冬末春初，也是儿童呼吸道感染的高发时间段，除外新冠肺炎外，还需注意与流感病毒、呼吸道合胞病毒、腺病毒、肺炎支原体等引起的肺炎相鉴别。

（3）治疗要点：给予患儿阿奇霉素静脉点滴，干扰素雾化吸入，口服奥司他韦治疗。患儿体温自发热 2 天后（1 月 24 日晚间）逐渐恢复正常，间隔 24 小时连续两次咽拭子新型冠状病毒核酸检测阴性，隔离留观 61 小时后解除隔离回家继续观察，嘱其继续口服阿奇霉素 3 天。

在隔离留观期间，根据患儿的临床表现及血常规特点，给予奥司他韦和阿奇霉素经验性抗感染治疗，2 天后体温好转，咽拭子新型冠状病毒核酸检测阴性，家庭成员后续无任何临床表现，基本排除新冠肺炎，临床预后良好。解除隔离后 48 小时、7 天、14 天分别进行 3 次电话随访，患儿及同住家庭成员均无异常表现。

（4）管理细节：①预检分诊时需仔细询问患儿及家庭成员等密切接触者的流行病学史及症状，需要结合儿童特点制订相应的流行病学调查表，即刻将可疑病例区分出来，引导至独立的隔离诊室就诊，并发放外科口罩，避免感染传播。②疑似病例患儿在隔离留观期间，所有取血、治疗等操作在隔离诊室

内完成，结合临床特点给予经验性治疗，注意观察临床症状有
无加重，如出现呼吸困难、低氧血症，及时给予对症支持治
疗。③疑似患儿解除隔离后，仍需要进行电话随访。有病例报
道在第4次新型冠状病毒核酸检测结果才呈阳性；因此，在患
儿解除隔离后，嘱其继续严格居家观察，随访其临床转归，并
记录家庭成员有无陆续出现呼吸道症状。经过2周的电话随
访，该患儿的家庭成员无后续发病情况。因此，对疑似病例及
家庭成员的追踪随访对防控疫情播散至关重要。

二、如何管理儿童新冠肺炎确诊病例?

1. 婴儿新冠肺炎病例[1-2]

3月龄女婴，系湖北省孝感市人，因"发热2天，咳嗽1
天"就诊。患儿发病前2周其父在武汉一家医院行扁桃体切除
术住院治疗1周。患儿白细胞总数 9.68×10^9/L，淋巴细胞百
分比44.3%，胸部X线片示双肺纹理粗重（图12-2）；患儿咽
拭子新型冠状病毒核酸检测呈现阳性和阴性交替现象（病程第
2、4日核酸检测阳性，第8、10、14日核酸检测阴性），病程

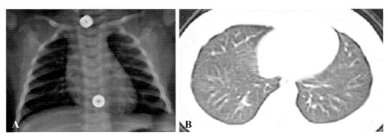

图 12-2 3月龄新冠肺炎患儿的胸部影像学结果
A. 病程第1日胸部X线片示，双肺纹理增粗，以右侧偏明显，右下肺野内似有
少量斑片状阴影；**B.** 病程第6日胸部CT，与病程第1日胸部X线片相比明显好
转，双肺纹理增粗

第 10 日患儿痰液及粪便新型冠状病毒核酸检测阳性，病程第 14 日粪便核酸检测仍为阳性。其他病原学检测均呈阴性。给予帕拉米韦静脉点滴治疗，先后输注阿奇霉素和头孢他啶抗感染治疗，隔离治疗 14 天出院。

患儿发病当日父母的咽拭子新型冠状病毒核酸检测均为阴性。患儿病程第 7 日其父出现咳嗽、咳痰，胸部 CT 显示肺炎较轻，咽拭子新型冠状病毒核酸检测呈现阳性；患儿病程第 8 日其母咽拭子新型冠状病毒核酸检测阳性，但无临床症状，胸部 CT 有新冠肺炎典型改变；密切接触的祖父母均未发病，咽拭子新型冠状病毒核酸检测均为阴性。本病例提示患儿父亲可能为家庭发病的传染源，但患儿出现临床症状早，父母临床表现出现较晚，且均属于轻症。

诊疗要点

从目前确诊的婴儿新冠肺炎病例来看，婴儿由于活动范围受限，多为接触家庭成员中的新冠肺炎患者所感染。临床表现不重，多为轻型，胸部影像学改变轻微，预后良好。治疗以对症支持为主，抗病毒药物（奥司他韦或帕拉米韦）及联合应用抗菌药物治疗值得商榷。

2. 儿童新冠肺炎病例 [3-4]

10 岁男童，为国内报道的首例儿童病例，系广东省深圳市人。与家人有 1 周的武汉旅行史，因家庭成人聚集性发病来诊，但无任何临床症状。白细胞总数 $6.5×10^9$/L，淋巴细胞绝对数 $2.8×10^9$/L，C 反应蛋白（CRP）正常，咽拭子和痰液新型冠状病毒核酸检测阳性，胸部 CT 显示肺部局灶斑片状磨玻璃影（图 12-3）。该患儿可诊断为无症状感染，但胸部 CT 已出现新冠肺炎典型的影像学改变。

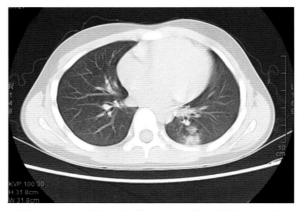

图 12-3　10 岁无症状新冠肺炎男童的胸部 CT 结果

诊疗要点

与成人新冠肺炎病例相比，儿童确诊病例的病情大多较轻，恢复较快，排毒时间较短，预后良好。仅 4.5%（6/134）患儿同时检测到合并其他病原体感染。以胸部影像学作为肺炎诊断依据，6.7%（9/134）属于无症状感染，64.9%（87/134）属于轻型，26.1%（35/134）属于普通型，1.5%（2/134）属于危重型[5]。目前尚无确认有效的抗病毒药物，可参照重症腺病毒肺炎应用利巴韦林治疗，建议在热退 24 小时后停用，如连用 4 天无效者须停用。

3. 危重型儿童新冠肺炎病例[6]

患儿男，1 岁 1 个月，以腹泻、呕吐的消化道症状起病。病初低热，体温 37.3 ～ 37.9℃，逐渐出现呼吸困难及少尿；病程中血常规检查提示白细胞总数 7.52×10⁹/L，淋巴细胞百分数 23.5%。入住武汉儿童医院重症医学科隔离治疗。家中密切接触成员无新冠肺炎临床表现，未行新型冠状病毒核酸检测。

住院期间双肾 B 超提示肾积水，考虑为先天因素。体检发现呼吸急促、双肺可闻及少量细湿啰音及痰鸣音，全腹膨隆，肢端冰凉，毛细血管充盈时间大于 3 秒。化验检查提示代谢性酸中毒及肾功能异常，呼吸道常见病原学检测均为阴性。凝血酶原时间略延长，D-二聚体正常，肝功能及乳酸脱氢酶正常。细胞免疫、体液免疫相关指标及细胞因子检测显示异常。病程约 1 周患儿胸部影像学呈现异常，肺部病变恢复慢（图 12-4）；病程第 7 日及第 12 日咽拭子新型冠状病毒核酸检测均为阴性，病程第 13 日咽拭子新型冠状病毒核酸检测转为阳性。根据患儿存

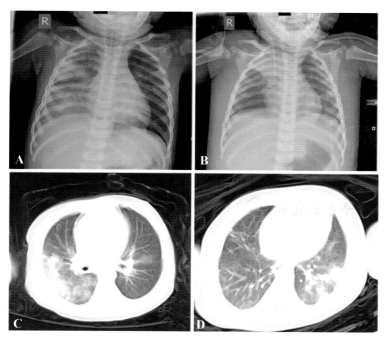

图 12-4 1 岁 1 月龄危重型新冠肺炎患儿的胸部影像学结果
A. 病程第 6 日，胸部 X 线片示右上肺及右下肺大片模糊影；**B.** 病程第 12 日，胸部 X 线片示右下叶肺炎部分吸收，右上叶肺不张；**C.** 病程第 6 日，胸部 CT 示两肺纹理增强，右肺可见大片实变影，伴磨玻璃影；**D.** 病程第 17 日，胸部 CT 示右肺病灶明显改善，左肺病灶有所进展

在急性呼吸窘迫综合征、休克、急性肾衰竭，结合疫源地暴露史和后期新型冠状病毒核酸检测阳性，诊断为新冠肺炎危重型。

给予患儿呼吸支持、雾化干扰素、丙种球蛋白（400 mg/kg×5 d）、甲泼尼龙静脉滴注（2 mg/kg×3 d）、抗感染（美罗培南、利奈唑胺、奥司他韦）、血液净化及胃肠减压等综合治疗，经过治疗10天后成功拔出气管插管，病情逐渐恢复。

诊疗要点

重型新冠肺炎儿童早期有发热和咳嗽等呼吸道症状，可伴呕吐、腹泻等消化道症状，常在1周左右病情进展，出现呼吸困难，有中心性发绀或者不吸氧情况下脉搏血氧饱和度＜92%等缺氧表现。危重型新冠肺炎儿童可快速进展为急性呼吸窘迫综合征（acute respiratory distress syndrome，ARDS）或呼吸衰竭，还可出现休克、脑病、心肌损伤或心力衰竭、凝血功能障碍及急性肾损伤等多脏器功能障碍，危及生命。对于重症疑似病例，上呼吸道样本阴性不能排除新冠肺炎，可根据实际情况获得下呼吸道样本或多次上呼吸道样本进行病原学检测。重型和危重型新冠肺炎的治疗基本原则是积极综合治疗以纠正肺氧合功能障碍，提供有效的器官保护和功能支持以及防治并发症，可酌情考虑应用糖皮质激素和丙种球蛋白治疗。

三、儿童新冠肺炎的流行病学史特点与成人有什么不同？

儿童新冠肺炎的流行病学史特点与成人不完全相同。目前已报告的儿童病例数较成人少，儿童新冠肺炎患者多为家庭聚集性发病，根据现有儿童病例流行病学史调查结果的报道，家庭内成员即父母中至少一方已确诊为新型冠状病毒感染，提示家庭内密切接触是儿童感染新型冠状病毒的主要方式。因此，对儿童流行病学调查的重点除了患儿外，更主要的是对长期与患儿一起生活的家长进行详尽调查，要采用体现儿童特点的流行病学调查表。另外，不能忽视对儿童轻症以及无症状感染者的管理，避免使之成为传染源管理的盲点而成为重要传染源。

四、儿童新冠肺炎相关预检分诊与成人一样吗?

1. 二级分诊制度

儿童新冠肺炎相关预检分诊与成人略有不同，因为儿童本身为发热及呼吸道感染性疾病的高发人群，而新冠肺炎流行期也在冬末春初，给儿科预检分检提出了更高的要求。建议进行二级预检分诊制度：在门急诊预检时实行一级分诊，如发热患儿并有可疑流行病学史，分诊至发热门诊；在发热门诊进行二级分诊，二级分诊可将患儿分为排除病例、疑似病例和确诊病例，在不同的诊室和区域就诊。发热门诊设专门诊室接诊疑似新型冠状病毒感染病例，对于疑似或确诊病例及其陪护家属，要求佩戴医用外科或 N95 型口罩，在特定区域活动。

2. 流行病学史评估

预检分诊时须询问以下四项内容：①发病前 14 天内有无武汉市及周边地区或其他有病例报告社区的旅行史或居住史；②发病前 14 天内与新型冠状病毒感染者（核酸检测阳性者）有无接触史；③发病前 14 天内是否曾接触过来自武汉市及周边地区或来自有病例报告社区的发热或有呼吸道症状的患者；④有无聚集性发病。还应重点询问与患儿密切接触的家属有无上述流行病学史，如流行病学史阳性，即使无发热而仅有轻微呼吸道症状时，也需要引起重视。

3. 流行病学分级

流行病学史是儿童感染病例早期识别和诊断的重要依据，根据目前疫情状况，建议分为高、中、低危 3 个等级。①高危：为发病前 14 天内曾密切接触过新冠肺炎确诊病例或疑似病例；②中危：为居住地或社区有新冠肺炎聚集性发病；③低危：为居住社区无聚集性发病，是疫源地之外的一般流行区。

五、儿童新冠肺炎与其他病原所致的儿童肺炎有哪些不同之处？

儿童新冠肺炎需要与儿童常见呼吸道感染病因如流感病毒、腺病毒、支原体等感染性肺炎相鉴别（表 12-1）。图 12-5 为一例 14 岁青春期女孩的胸部 CT，初期被诊断为新冠肺炎

表 12-1 儿童新冠肺炎与其他常见冬季儿童肺炎的鉴别要点

	新冠肺炎	流感病毒肺炎	肺炎支原体肺炎	腺病毒肺炎
流行病学史	多数为家庭聚集性发病；多有疫源地暴露史	存在家庭聚集性发病	家庭聚集性发病少见	家庭聚集性发病少见
传染性	传染性强，乙类传染病	具有一定的传染性	无明显传染性	无明显传染性
季节特征	尚未确定，可能冬春季为多	季节性明显，冬季为多	全年均可发病，冬季多见	全年均可发病，冬春季多见
年龄特征	尚未明确，各年龄阶段均可发病	各年龄阶段均可发病，5 岁以下儿童多见	各年龄阶段可发病，学龄期儿童多见	5 岁以下儿童多见，多见于 6 月龄至 2 岁儿童

（续表）

	新冠肺炎	流感病毒肺炎	肺炎支原体肺炎	腺病毒肺炎
临床特征	起病以发热、干咳为多见，存在消化道起病者，还可有乏力等表现	多为高热，咽痛明显，全身乏力、肌肉酸痛更为明显	发热明显，多为高热，持续时间偏长，全身状况尚可	高热，咳嗽明显，全身症状明显
血常规	白细胞总数正常或偏低，淋巴细胞总数正常或偏低	白细胞总数正常或偏低，以淋巴细胞为主	白细胞总数正常或轻微升高，以中性粒细胞为主，CRP常升高	白细胞总数正常或减少，以淋巴细胞为主
胸部CT特征[7]	形态多样，病灶多位于双肺外带、肺底胸膜下，多数病灶范围小、较局限。磨玻璃影不如成人典型，部分呈淡薄云雾状，典型铺路石征磨玻璃影少见。类支气管肺炎改变也是儿童新冠肺炎的特点，显示病变沿支气管血管束从外向内带走行，呈多个斑片状边界模糊影	呈双侧或单侧磨玻璃影，沿支气管血管束分布或胸膜下分布	沿支气管蔓延的小叶、肺段或大叶的斑片状肺实质浸润阴影，以两肺、心膈角区及中内带较多	以肺气肿和多肺叶受累的肺实变为主要特征，主要在向心性分布的支气管血管周围，累及胸膜下非常少见

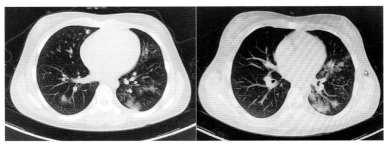

图 12-5　一例早期被诊断为新冠肺炎疑似病例的肺炎支原体肺炎患儿的胸部 CT 结果

疑似病例进行隔离治疗，后续的实验室检查两次咽拭子新型冠状病毒核酸均呈阴性，肺炎支原体抗体滴度 1∶640，最终诊断为肺炎支原体肺炎而解除隔离。

六、儿童新冠肺炎预后好吗？

与成人病例相比，儿童病例多属于轻症，病程短，排毒时间短，预后良好，多在 1～2 周内恢复；部分儿童病例可进展为下呼吸道感染。需警惕并及时识别儿童重症感染病例，尤其是有基础疾病和免疫功能低下的儿童，仍存在风险。目前由于儿童病例数较少，随着病原学检测的广泛应用，病例数可能会增加，有待更多的临床数据来进一步观察。

七、新冠肺炎疫情期间，如何收治和管理儿童住院病例？

1. 收治原则

新冠肺炎疫情期间，为避免新型冠状病毒感染在院内发生和传播，应遵循以下原则[8]：①严格掌握专科疾病入院指征；②进一步缩短住院时间；③评估患儿及其密切接触者入院前14天内详细的流行病学史和病情；④设置过渡病房，实行单人单间病房，持续评估1周后根据病床资源，酌情合并同类病种。

2. 评估入院的具体流程（图 12-6）

（1）流行病学调查与分类：分检台护士和门、急诊医生分别对就诊患儿测量体温和询问流行病学史，如遇疑似病例按临床实践指南处理，隔离到隔离诊室进行后续诊疗。

非新冠肺炎疑似病例且经专科医生评估后确实需要入院诊断和治疗的患儿，患儿及其密切接触者需经新型冠状病毒感染流行病学史和新冠肺炎主要症状/体征评估（简称2项评估），分为普通风险和高风险。流行病学史评估包括四条（上文已述）；主要症状/体征评估需要评估患儿及密切接触者，主要症状包括发热、咳嗽（干咳）、流涕、喷嚏、咽痛、乏力、腹泻等，体征包括呼吸困难和呼吸急促（可只评估患儿）。

- 普通风险：2项评估均提示阴性，入住过渡病房。
- 高风险：达不到疑似病例诊断标准，但2项评估提示存疑，入住过渡病房，实行单人单间收治管理。

（2）住院后管理：入住过渡病房的患儿每天继续行2项评估。普通风险患儿住院至少观察24 h，如2项评估无新的阳性发现进入普通病室；如有新发现提高至高风险或进入疑似病例。

高风险住院患儿至少观察72 h，如2项评估无新的阳性发现进入普通病室；如有新发现延长评估期限至7天或进入疑似病例。被评估者中任意一人为高风险，均按高风险处理。

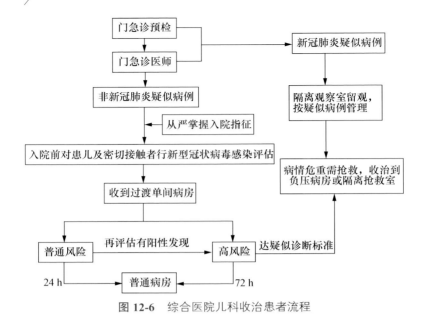

图 12-6 综合医院儿科收治患者流程

八、新冠肺炎流行期间，如何调整儿童相关疾病的诊疗方案？

1. 儿童消化内镜检查在新冠肺炎流行期间的执行方案[9]

疫情流行期间，如非必需，应推迟消化内镜诊疗；病情需要时，应认真评估。

（1）消化内镜诊疗指征：

- 择期消化内镜诊疗指征：常见反复腹痛、呕吐、腹胀、腹泻等胃肠道症状；少量呕血、便血，病情较轻，一般状况良好。
- 限期消化内镜诊疗指征：消化道异物（钝性、非腐蚀性、非梗阻性），轻度消化道出血，急性腹痛（疑似过敏性紫癜），上消化道梗阻，内镜下置管术，食管狭窄扩张，慢性腹泻（疑似炎症性肠病）以及常规治疗无效的慢性腹痛、不明原因频繁呕吐等。

- 急诊消化内镜诊疗指征：消化道钮扣电池、磁铁、尖锐异物或毒性异物，异物引起的消化道梗阻，消化道大出血的内镜下诊疗等。
- 其他特殊情况需要消化内镜专家会诊确定是否行消化内镜诊疗。

（2）消化内镜中心应对新型冠状病毒感染的防控原则：

- 排除患儿流行病学接触史及发热等相关症状后，在消化内镜中心诊疗，采取一级防护。
- 疑似或确诊新型冠状病毒感染患儿不能在消化内镜中心进行诊疗，在标准隔离病房进行诊疗，消化内镜诊疗操作时采取三级防护。

2. 儿童可弯曲支气管镜检查在新冠肺炎流行期间的执行方案[10]

新型冠状病毒感染疫情期间，如非病情急需，建议暂缓择期支气管镜检查。病情需要时，应认真评估。

（1）有下列情形者，应在严格筛查甄别及分级防护下行支气管镜诊疗术：

- 重症肺炎经积极抗感染治疗效果欠佳，高热不退和（或）胸部影像学检查无改善或进行性加重，需要支气管镜到达病变部位采集标本进行病原学诊断和介入治疗者。

- 疑广泛性塑型性支气管炎者。
- 大咯血的病因诊断及抢救。

（2）儿童支气管镜中心应对新型冠状病毒感染的防控原则：

- 常规病例行支气管镜检查采取二级防护。
- 疑似或确诊新型冠状病毒感染患者，支气管镜检查不作为疑似病例采样的常规手段，操作时采取三级防护。
- 支气管镜诊疗尽可能在特定的负压病房、通风良好的单独房间内进行，无条件者建议在隔离病房、单独间床边进行，采取空气隔离措施。

3. 儿童血液净化在新冠肺炎流行期间的执行方案[11]

尿毒症慢性透析儿童，属于易感高危人群。新冠肺炎流行期间在院维持性血液透析和居家腹膜透析儿童须根据疫情采取相应的感染防控措施。

（1）需要进行血液净化治疗的情形及配套设施：

- 如遇疑似或确诊新型冠状病毒感染的血液透析患儿，应立即将患儿转至具备有效隔离条件和防护条件且具备儿童血液透析能力的定点机构。医务人员采取三级防护。
- 如遇医学观察的血液透析患儿，建议单人单间接受透析治疗，或其他所有患儿透析治疗结束后接受血液透析治疗。医护人员至少采用二级防护。

（2）儿童血液净化中心维持性血液透析的防控措施：

- 加强对工作人员的管理，包括防控新型冠状病毒感染相关知识培训、体温监测、工作防护、严格执行手卫生、有流行病学史居家观察等。

- 加强对患儿及看护者的管理，详细询问流行病学接触史后再给予指导，血液净化中心应在接诊区预检及体温测定（包括患儿及看护者）。

（3）居家腹膜透析的防控措施：

- 加强居家环境管理，加强延续性和多元化护理服务。
- 严格执行手卫生，避免交叉感染，若腹膜透析操作者有流行病学史，建议及时更换操作者。

九、北医三院儿科关于儿童新冠肺炎诊疗期间的工作方案

根据国家新冠肺炎防控策略，在医院总体政策调控下，结合儿童患病特点，北医三院儿科从 2020 年 1 月 22 日起，先后制订 30 余项科室新冠肺炎疫情期间管理制度，涵盖儿科门诊的分区管理、具有儿科特点的流行病学调查、儿科发热门诊疑似病例诊断的科内会诊及院内会诊流程、儿科普通病房封闭式管理、儿科 NICU 病房及新生儿病房对于新冠肺炎疑似或确诊产妇分娩新生儿的管理、病房发现疑似病例管理、疑似病例儿童及家属隔离期间管理以及解除隔离后的随访管理、儿科不同工作区域工作人员物资配备方案、儿科人员的分区管理等多项制度，保障了新冠肺炎流行期间儿科门诊和病房的有序化管理及疑似病例的早期识别和预警，避免漏诊和误诊，对于儿科以及全院防控新冠肺炎发挥了积极作用。

参考文献

［1］张月华，林道炯，肖美芳，等．三月龄婴儿新型冠状病毒感染一例．中华儿科杂志，2020，58（00）：E006-E006.

［2］Wei M，Yuan J，Liu Y，et al. Novel coronavirus infection in hospitalized infants under 1 year of age in China. JAMA，Published online February 14，2020. DOI：10.1001/jama.2020.2131

［3］中华医学会儿科学分会，中华儿科杂志编辑委员会．儿童2019新型冠状病毒感染的诊断与防治建议（试行第一版）．中华儿科杂志，2020，58（00）：E004-E004.

［4］Chan J，Yuan S，Kok K，et al. A familial cluster of pneumonia associated with the 2019 novel coronavirus indicating person-to-person transmission：a study of a family cluster. Lancet，2020，395：514-523.

［5］中华人民共和国卫生健康委员会．截至2月7日24时新型冠状病毒肺炎疫情最新情况．（2020-02-08）[2020-02-08]. http://www.nhc.gov.cn/xcs/yqfkdt/202002/6c305f6d70f545d59548ba17d79b8229.shtml.

［6］陈锋，刘智胜，张芙蓉，等．中国首例儿童危重型新型冠状病毒肺炎．中华儿科杂志，2020，58（00）：E005-E005.

［7］马慧静，邵剑波，王永姣，等．新型冠状病毒肺炎儿童高分辨率CT表现．中华放射学杂志，2020，54（00）：E002-E002.

［8］严重急性呼吸综合征冠状病毒2流行期间儿内科患儿收住院及其感染防控管理建议制定小组．严重急性呼吸综合征冠状病毒2流行期间儿内科患儿收住院及其感染防控管理建议（第1版）．中国儿科循证医学杂志，2020，15（1）：10-14.

［9］中华医学会儿科学分会消化学组．儿童消化内镜中心应对新型冠状病毒感染的防控方案（试行）．中华儿科杂志，2020，58（00）：E003-E003.

［10］中国医师协会儿科医师分会内镜专业委员会，中国医师协会内镜医师分会儿童呼吸内镜专业委员会，中华医学会儿科学分会呼吸学组支气管镜协作组，中国妇幼保健协会微创分会儿童介入呼吸

病学学组. 中国儿科可弯曲支气管镜术在严重急性呼吸系统综合征冠状病毒2（SARS-CoV-2）感染疫情期间诊疗建议（试行）. 中华实用儿科临床杂志，2020，35（2）：92-96.

［11］中华医学会儿科学分会肾脏病学组. 儿童血液净化中心新型冠状病毒感染防控建议（试行第1版）. 中华肾脏病杂志，2020，36（00）：E003-E003.

（邢燕　童笑梅）

第十三章

新冠肺炎防控期间如何进行慢性气道疾病的管理

慢性气道疾病（慢性阻塞性肺疾病、哮喘）的发病率和死亡率呈逐年上升趋势，已成为全球性的重大公共卫生问题，严重危害人们的身体健康和生命安全。最新的全国流行病学调查研究显示我国慢性阻塞性肺疾病（简称慢阻肺）患者人数约1亿，40岁以上人群该病患病率高达13.7%，成为与高血压、糖尿病"等量齐观"的慢性疾病，构成重大疾病负担。并且，中国慢阻肺患者多为症状较多的急性加重高风险患者，对预后造成不良影响[1]。另外，我国哮喘患者人数约为4500万，患病率正呈现快速上升趋势，并且我国哮喘控制率低于发达国家水平[2]。感染在慢阻肺和哮喘急性加重中发挥重要作用，尤其是病毒感染。

新冠肺炎（COVID-19）是一种新型的呼吸道传染病，慢性气道疾病人群易感，尤其是有基础疾病的老年患者，感染后病情易加重，预后差。因此，在这个新冠肺炎流行的特殊期间，对慢性气道疾病患者需要更加谨慎、细心地做好健康预防工作。

一、慢性阻塞性肺疾病患者是否容易合并肺炎?

慢阻肺和呼吸道感染之间存在一个恶性循环，早期慢阻肺患者的先天免疫系统受损会增加呼吸道感染风险，呼吸道感染又将增加肺功能进一步恶化的风险。慢阻肺患者病情急性加重会促进患者肺功能的快速下降，增加呼吸道感染的概率。慢阻肺患者糖皮质激素的大量使用严重影响呼吸道免疫调节作用，进而增加患者气道细菌负荷，引起呼吸道感染。合并慢阻肺的肺炎患者病情更严重，短期和长期病死率增加，造成巨大的经济负担。慢阻肺老年患者肺炎的发病率是未合并慢阻肺患者的 6 倍，而慢阻肺作为住院社区获得性肺炎患者合并症的报道已达 35% ～ 50 %。慢阻肺患者免疫力低下，容易并发多种感染，包括病毒、细菌、真菌等。因此，应该特别关注这个群体。

二、新冠肺炎患者的合并症中慢性气道疾病的比例是否增加?

慢性气道疾病人群普遍易感，近期发表的文章提到合并高血压、糖尿病、心脑血管疾病等慢性基础疾病的老年人，在感染新型冠状病毒后死亡率更高。慢阻肺患者多见于老年人，常见的合并症包括心血管疾病（高血压、缺血性心脏病、充血性心力衰竭、心律失常、外周血管疾病）、糖尿病等。发表在 The Lancet 的文章，发现 41 例新冠肺炎患者中有 1 例合并慢阻肺，并且是收入监护病房的重症患者。钟南山院士团队针对 1099 例新冠肺炎患者的分析发现有 12 例患者合并慢阻肺，其中 6 例为非重症，6 例重症。2020 年 2 月 17 日，中国疾病预防控制中心新冠肺炎应急响应机制流行病学组在《中华流行病学杂志》上发表新冠肺炎最新研究《新型冠状病毒肺炎流行病学特征分析》。该研究根据传染病信息系统中报告的截至 2 月

11 日的最新数据，对新冠肺炎的流行病学特征进行了描述和分析，首次描述了新冠肺炎的发病流行曲线。在报告的 44 672 例确诊病例中，共有 1023 例死亡，粗病死率为 2.3%。80 岁以上年龄组的粗病死率最高，为 14.8%。没有合并症患者的粗病死率约为 0.9%，有合并症患者的病死率则高得多，心血管疾病患者为 10.5%，糖尿病为 7.3%，慢性呼吸道疾病为 6.3%。因此，需要早发现、早隔离、早治疗新冠肺炎合并慢性呼吸道疾病患者[3-5]。

三、在疫情期间，慢性气道疾病如何进行科学管理？

在特殊时期，为方便患者到医疗机构买药，尤其是慢性疾病患者的长期用药，国家医保局发出通知，明确实施"长处方"报销政策，将慢性疾病患者处方用药放宽至 3 个月，保障参保患者长期用药需求。在新冠肺炎疫情期间，推荐慢性疾病患者若病情稳定，尽量减少前往大医院的次数，尽量到社区医院就诊，抑或是凭处方在网络平台、附近药店等购买药物，尽可能减少交叉感染的风险。

慢性气道疾病患者在稳定期应该坚持用药，同时避免危险因素，注意合理膳食和心理健康，推荐居家康复，不推荐用公共仪器进行呼吸康复。治疗方案依据慢阻肺和哮喘指南[6-7]。签约家庭医生团队成员应做好患者的电话随访指导，指导患者在家自我监测，对于出现急性并发症者应引导其及时就医。

新型冠状病毒的主要传播途径是呼吸道飞沫传播，也可通过接触传播。因此，常规的个人防护主要包括戴口罩、减少外出，应避免前往疫区，注意远离有发热或确诊新冠肺炎的亲朋好友。注意手卫生，注意家庭清洁通风。

四、慢性气道疾病患者在新冠肺炎流行期间出现发热、呼吸道症状加重时，该如何处理？

慢阻肺急性加重的临床症状为发热、咳嗽、咳痰、呼吸困难加重，哮喘急性加重的表现为发作性喘息、刺激性干咳。因此，通过上述症状不能鉴别是否患上了新冠肺炎。

新冠肺炎疑似病例应该具备下列流行病学史：①发病前14 天内有武汉市及周边地区，或其他有病例报告社区的旅行史或居住史；②发病前 14 天内曾接触过来自武汉市及周边地区，或来自有病例报告社区的发热或有呼吸道症状的患者；③聚集性发病；④与新型冠状病毒感染者（病毒核酸检测阳性者）有接触史。如果不具备上述流行病学史，需要根据发热、呼吸道症状、肺炎的影像学特征、白细胞总数正常或降低，或淋巴细胞计数减少进行鉴别诊断。

慢阻肺急性加重需要同慢阻肺合并新冠肺炎进行鉴别（表 13-1 ）。

慢性气道疾病患者如有流行病学接触史，应及时上报并居家单间隔离 14 天，出现发热、咳嗽、乏力、呼吸困难等不适症状应及时就诊于发热门诊。如未诊断为新冠肺炎疑似病例或者确诊病例，可继续隔离治疗并密切观察；如诊断为新冠肺炎疑似病例或者确诊病例，则转送至定点医院隔离观察或治疗，根据国家卫健委《新型冠状病毒肺炎诊疗方案（试行第六版）》进行病情严重程度判断和治疗。出现呼吸衰竭需要呼吸支持治疗，按照《成人重症新型冠状病毒肺炎患者气道管理推荐意见》执行[8]。

表 13-1　单纯慢阻肺急性加重与慢阻肺合并新冠肺炎的鉴别诊断

	单纯慢阻肺急性加重	慢阻肺合并新冠肺炎
病史	无明确的疫区旅行史，无新冠肺炎患者接触史	有疫区旅行史，有新冠肺炎患者可疑接触史
发热	通常不发热	通常合并发热
症状	咳嗽、痰量增加、脓性痰、呼吸困难加重，伴或不伴发热、流涕	通常以发热、乏力、干咳为主要表现，痰量不多，重症患者呼吸困难，少数患者伴有鼻塞、流涕、咽痛、肌痛、腹泻
体征	双肺哮鸣音，湿啰音	不明确
血常规	白细胞增加或正常	白细胞总数正常或降低，或淋巴细胞计数减少
病毒核酸检测	阴性	通常阳性（咽拭子易出现假阴性）
影像学	慢阻肺影像学表现，合并细菌性感染时可有肺部片状阴影	除了慢阻肺影像学表现外，双肺散在磨玻璃影及实变影，与普通人群新冠肺炎表现相似

　　若无任何接触史，出现发热、咳嗽、气促加重等症状，可询问专科医生或至当地医院就诊，进行血常规、胸部影像等检查。需要鉴别是流行性感冒还是普通感冒。流行性感冒为流感病毒所致的急性呼吸道传染性疾病，全身症状重、局部症状轻，传染性强，常为明显的流行性发病。临床特点为：①起病急，全身症状重，畏寒、高热、全身酸痛、眼结膜炎症明显，部分患者有恶心、呕吐、腹泻等消化道症状。②鼻咽部症状较轻。③病毒为流感病毒，必要时可通过病毒分离或血清学明确诊断。④早期应用抗流感病毒药物如金刚烷胺、奥司他韦疗效显著。⑤可通过注射流感疫苗进行预防。

影像学表现为肺炎的患者需要鉴别诊断的疾病是细菌性肺炎、病毒性肺炎、非典型病原体肺炎等（表 13-2）。呼吸困难加重需要鉴别是心源性哮喘还是支气管哮喘。根据病情的严重程度决定治疗场所，选择合适的治疗方案。流行性感冒流行季节，高危人群如出现典型流行性感冒症状（发热、肌痛、全身乏力和呼吸道感染症状），且起病 2 天内，考虑抗病毒治疗。

表 13-2 不同类型病原体肺炎的临床表现

可能病原体	临床特征
细菌	急性起病，高热，可伴有寒战，脓痰、褐色痰或血痰，胸痛，外周血白细胞明显升高，CRP 升高，肺部实变体征或湿性啰音，影像学可表现为肺泡浸润或实变呈叶、段分布
支原体、衣原体	年龄＜ 60 岁，基础疾病少，持续咳嗽，无痰，肺部体征少，外周血白细胞＜ 10×10^9/L，影像学可表现为上肺野和双肺病灶、小叶中心性结节、树芽征、磨玻璃影以及支气管壁增厚，病情进展可呈实变
病毒	多数具有季节性，可有流行病学接触史或群聚性发病，急性上呼吸道症状，肌痛，外周血白细胞正常或减低，抗菌药物治疗无效，影像学表现为双侧、多叶间质性渗出，磨玻璃影，可伴有实变

五、新冠肺炎防控中常用消毒用品对呼吸道有哪些影响？

消毒剂的使用是新冠肺炎重要的防控措施，但随着消毒剂在国内各地大范围使用，发生消毒剂中毒的报道也不断出现。常用的消毒剂包括含氯消毒剂、酒精、聚维酮碘（碘伏）、过氧化氢、过氧乙酸、二氧化氯等。慢性气道疾病患者（如哮喘患者）存在气道高反应性，对消毒剂尤其敏感。例如，吸入含氯消毒剂后可出现明显呼吸道刺激症状，如咳嗽、气短、呼吸困难等，严重者可发生化学性支气管炎、化学性肺炎，甚至化学性肺水肿。应该立即将患者转移至空气新鲜处，如出现咳嗽、呼吸困难等呼吸道刺激症状，给予吸氧及对症治疗；出现化学性肺炎或化学性肺水肿表现，应早期、足量给予肾上腺皮质激素治疗，必要时使用呼吸机支持。二氧化氯急性吸入后经短暂潜伏期（0.5～3小时）即出现眼、呼吸道刺激症状，首先出现流泪、流涕、眼痛、鼻酸以及头痛、头昏，继之有咳嗽、喷嚏、咳痰、胸闷等症状，也可有喘息发作，高浓度吸入可发生肺水肿。应立即脱离现场，保持安静和保暖，用清水彻底冲洗污染的眼和皮肤。出现呼吸困难、头痛、呕吐等不适时应立即就医，至少严密观察12小时。

综上所述，在新冠肺炎疫情之下，慢性气道疾病患者更应注重个人健康的管理。注意戴口罩、少外出，注意手卫生、居家清洁通风，注意保暖；稳定期居家坚持原有治疗方案，不随便停药，预防呼吸道感染、坚持戒烟。如出现发热、咳嗽等可疑临床症状时，需要提高警惕，及时咨询医生，做好个人防护，必要时到当地医院就诊。

参考文献

[1] Wang C，Xu J，Yang L，et al. China Pulmonary Health Study Group. Prevalence and risk factors of chronic obstructive pulmonary disease in China（the China Pulmonary Health［CPH］study）：a national cross-sectional study. Lancet，2018，pii：S0140-6736（18）30841-9.

［2］Huang K，Yang T，Xu J，et al. China Pulmonary Health（CPH）Study Group. Prevalence，risk factors，and management of asthma in China：a national cross-sectional study. Lancet，2019，394（10196）：407-418.

［3］Huang CL，Wang YM，Li XW，et al. Clinical features of patients infected with 2019 novel coronavirus in Wuhan，China. Lancet，2020，395（10223）：497-506.

［4］Li Q，Guan XH，Wu Peng，et al. Early transmission dynamics in Wuhan，China，of novel coronavirus-infected pneumonia. N Engl J Med，2020. DOI：10.1056/NEJMoa2001316

［5］中国疾病预防控制中心新型冠状病毒肺炎应急响应机制流行病学组. 新型冠状病毒肺炎流行病学特征分析. 中华流行病学杂志，2020，41（2）：145-151.

［6］呼吸系统疾病基层诊疗指南编写专家组. 慢性阻塞性肺疾病基层诊疗指南（2018年）. 中华全科医师杂志，2018，17（11）：856-870.

［7］呼吸系统疾病基层诊疗指南编写专家组. 支气管哮喘基层诊疗指南（2018年）. 中华全科医师杂志，2018，17（10）：751-762.

［8］中华医学会呼吸病学分会呼吸危重症医学学组，中国医师协会呼吸医师分会危重症医学工作委员会. 成人重症新型冠状病毒肺炎患者气道管理推荐意见（试行）. 中华医学杂志，2020，100（00）：E004-E004. DOI：10.3760/cma.j.issn. 0376-2491.2020.0004.

（陈亚红）

第十四章

新冠肺炎防控期间血液透析室如何强化管理

新冠肺炎（COVID-19）疫情的防控关乎所有患者、家属及医务人员的健康和生命安全。血液透析患者抵抗力低，血液透析室人员密集，一旦出现感染，后果不堪设想。为了确保不发生感染，需要血液透析室所有员工共同努力和密切配合，在常规治疗的基础上，重点围绕新冠肺炎知识培训、传播阻断、隔离观察、及时转诊等环节，从员工管理、患者管理、制度和流程改造等层面进行全方位梳理，制订有针对性的规章制度，并在执行过程中不断发现问题和逐步完善。

由谁来负责管理工作？

疫情播散时期防控工作是头等大事，科主任作为第一责任人，牵头组建防控工作组并担任组长，医疗副主任和护士长作为副组长，成员包括若干医生、护士、技师（或工程师），根据国家和医院相关文件要求，结合自己血液透析室的实际情况，制订全面、合规、可行的规章制度，组织医护技师、门卫、保洁人员认真学习，督促并监督执行情况，发现问题不断改进。

一、医护技师、门卫、保洁等员工管理

1. 如何开展新冠肺炎相关知识及技能培训？

（1）培训对象：血液透析室所有医护技师专职人员和门卫、保洁人员。

（2）知识培训：卫健委、本医院制订的新冠肺炎诊治和防控方案，科室工作组结合临床实际制订的规章制度和流程。

（3）技能培训：不同体温计测量方法、流行病学调查表的填写、洗手、戴口罩、戴帽子、穿脱隔离服、摘戴手套、手消毒配置等相关专业技能。

（4）培训方式：主要采取网络教学、视频、微信文件学习，及小范围、短时间、针对性面授和讨论。

（5）培训考核：采取网上答卷、分批次现场技能考核相结合的方式。

（6）培训目的：帮助所有员工掌握新冠肺炎相关知识和技能，明确疫情防控期间各自的工作职责、流程和整体运行的协调、配合，确保患者和员工的安全。

2. 如何确定员工是否需要居家隔离？

从疫情防控初始，血液透析室要求每位员工必须填写真实、完整、签字的流行病学调查表。对于下述人员，均需居家隔离2周：①途径武汉或者从湖北地区回来；②在有病例报告社区近距离接触报告病例或其家属，或接触发热、咳嗽的人；③接触过新冠肺炎确诊患者；④家庭成员有聚集性呼吸道症状（发热、咳嗽、咽痛等）。

如果上述人员出现发热、咳嗽等呼吸道症状，需去传染病门诊或者发热门诊筛查排除新冠肺炎[1-4]。

3. 如何加强员工流行病学调查和体温测量记录管理？

所有员工每日上班进入员工通道第一道门时自测体温并记录上报，下午上岗前再次测量体温并记录。如果体温≥ 37.2℃，无论有无咳嗽等呼吸道症状，建议看发热门诊，并按照要求进行治疗和隔离[4]。

4. 疫情防控期间医护技师、门卫、保洁员的工作安排有何特殊？

特殊时期，各类员工新增工作安排如下：①门卫、预分诊护士完成患者及家属流行病学调查和体温测量并记录；②各组护士给患者上机前用水银计测量患者体温，确保体温< 37.2℃再上机；③医师完成接诊后必须与预分诊护士核对预分诊结果，核对无误后签字，同时必须与治疗班护士商量好近期发热、从外地回京、新接收透析患者的机位安排，然后开展常规工作；④门卫完成预分诊后值守或者锁第一道门，杜绝未行预分诊或者无关人员进入；⑤卫生员在上午和下午患者接诊完毕、中午和下午患者离开透析室后必须擦拭消毒地面、办公桌椅、门窗（尤其把手）、电脑键盘、体重计、血压计表面并记录；⑥医师和医护技师每日交班记录对新冠肺炎实行记录和报告[5-9]。

5. 如何落实员工通道的管理？

疫情防控期间，透析室尽可能只保留一条员工进出通道；非透析室人员，包括肾内科及其他科室、职能部门工作人员，非工作需要不得进入透析室；有工作需要的人员，包括接送透析患者的医护人员、医辅人员，可以随透析患者一同走患者通道，但进入前需要测体温、完成流行病学调查，符合要求才能进入。

6. 血液透析室员工的基本防护要求是什么？

所有在岗的员工必须全程正确佩戴帽子、医用防护口罩，严格执行手卫生。与患者近距离（1米以内）接触、进行可能产生喷溅的诊疗操作时，应戴护目镜或防护面罩；当接触患者及其血液、体液、分泌物、排泄物等物质时应戴手套。

二、透析患者、接送人员及家属管理

1. 告患者及家属通知书的意义是什么？

新冠肺炎疫情的防控关乎所有患者、家属及医务人员的健康和生命安全。新冠肺炎主要通过呼吸道传播，普通透析室（中心）又多为大型开放空间，血液透析患者抵抗力低，血液透析室人员密集，一旦出现感染患者，后果不堪设想。发放通知书的意义在于，让患者、接送人员和家属明确当前疫情的特殊性，全力配合医护人员的安排。

2. 对患者、接送人员及家属新增哪些规章制度和要求？

（1）预分诊制度，按预约时间分批对患者及接送人员测量体温和进行流行病学调查[5-9]。

（2）要求患者透析期间必须全程、正确戴口罩。

（3）强化分区管理，实行门禁或安排专人把守，避免交叉感染。

（4）要求接送人员尽量固定，等候期间尽量保持1米间距。

3. 患者或者家属出现流行病学调查异常时如何处理？

每位血液透析患者及陪同家属和医辅人员（包括门诊和病房）在透析前必须向透析室医护人员提交真实、完整、签字的流行病学调查表。

以下患者需要在相对隔离区域（与其他患者间隔＞1米）透析14天：①从武汉或湖北地区回京及新接收患者，如果未接触过确诊或疑似患者及聚集发病患者，且无发热、乏力、咳嗽、呼吸困难症状；②在有病例报告社区与报告的病例或家属没有近距离接触且没有发热及呼吸道症状。

以下患者必须先去传染病门诊或者发热门诊除外新冠肺炎：①从武汉或湖北地区回京及新接收的患者，曾接触过确诊或疑似患者及聚集发病患者，或有发热、咳嗽、呼吸困难的症状；②在有病例报告社区与报告的病例或家属有近距离接触，或没有近距离接触但有发热及呼吸道症状；③接触过新冠肺炎确诊患者；④接触过来自武汉及周边地区、或有病例报告社区的有发热或咳嗽症状的人员；⑤家庭成员有聚集性呼吸道症状（发热、咳嗽、咽痛等）[5-6, 8-9]。

4. 患者在透析过程中出现发热如何处理？

规律透析患者在透析期间出现体温＞37.2℃，间隔10分钟后复测确认无误：①若可以明确发热原因，且无新冠肺炎流行病学和症状学表现，按照常规处理方案处理；②找不到明确的发热原因，尤其不能除外新冠肺炎可能性，应立即终止透析治疗，引导患者去传染病门诊或者发热门诊，主管医师负责追踪患者病情变化及诊治情况，重点关注血常规、降钙素原、肺部CT结果，并在交班会交班、交班本记录；③发热门诊筛查和（或）专家组会诊，排除新冠肺炎可能，可以安排其在相对隔离的机位透析14天；④发热门诊筛查和（或）专家组会诊，考虑新冠肺炎疑似病例，则尽快通知科主任，上报医务处、感染管理科，安排患者在符合新冠肺炎防控要求的隔离透析区进行常规透析治疗，或单人隔离病房行床旁肾替代治疗；⑤发热门诊筛查和（或）专家组会诊，确诊新冠肺炎病例，需要透析的患者多数属于危重患者，建议安排在 ICU 尤其带负压 ICU 病房隔离透析[5-9, 12]。

无论采取何种隔离透析方式，建议直到患者体温连续正常 3 天以上才能恢复正常透析。确诊新冠肺炎病例必须连续 2 次呼吸道新型冠状病毒核酸检测阴性（采样时间间隔至少 1 天），方可解除隔离[2-4]。

5. 特殊透析患者的隔离措施有哪些？

疫情防控期间，对于短期离京再返回、发热门诊回来、门急诊新接收的透析患者，即使没有新冠肺炎流行病学接触史、无发热和呼吸道症状，透析的前 14 天尽可能安排在相对隔离的机位，与其他透析患者间隔至少 1 米以上，要求患者、接送家属、陪护人员佩戴医用外科口罩或 N95 口罩。14 天后如无异常，根据机位情况再将患者调整到原来机位或者合适机位。

三、通风、消毒、个人防护管理

1. 疫情防控期间重点净化消毒措施有哪些？

新型冠状病毒主要通过飞沫传播，所以空气净化和消毒是重中之重。若有新风系统或净化系统可全程开启，保证血液净化中心（室）的空气流通；对于透析治疗区、患者更衣区、家属等候区等人员密集的地方，增加通风、紫外线消毒的时间和频率。

环境表面的清洁和消毒同样至关重要。增加透析治疗区、患者更衣区、家属等候区等的地面、墙面、门窗尤其门把手的擦拭消毒；增加透析机、透析床或椅、办公桌椅、体重计、血压计、电脑屏幕及键盘等物表的擦拭消毒；使用电子信息记录的单位注意电子设备的擦拭消毒，使用纸质透析记录单的单位每次治疗应使用单页记录单，避免将病历夹带到治疗区。

透析中心出现新冠肺炎确诊或高度疑似病例，应立即在医院感控专家协助下进行终末消毒，经感控专家检查合格后方可再次启用[13]。

2. 个人防护重点措施有哪些？

新冠肺炎主要通过飞沫传播，所以正确佩戴口罩最为重要。按照卫健委等部门文件要求，血液透析室员工日常工作中必须佩戴医用外科口罩（表 14-1）。

表 14-1　北京市卫健委新冠肺炎防控期间血液透析室医护人员的防护用品

岗位名称	防护用品使用									
	工作帽	医用口罩	医用外科口罩	医用防护口罩	工作服	防护服	手套	隔离衣	防护面屏/护目镜	鞋套/靴套
1 血透室医师	●		●		●		○	○	○	
2 血透室护士	●		●		●		●	○	●	
3 血透室技师	●		●		●		○			
4 血透室卫生员	●		●		●	●	加长加厚橡胶手套	○	●	○
5 血透室门卫	●		●		●					

除了戴口罩等飞沫传播阻断措施之外，新冠肺炎患者的排泄物、痰液等可以通过接触传播，所以员工手卫生同样至关重要，必要时需要带手套、防护面屏等。

特别强调的是，卫生保洁人员需要处理患者透析结束后的血液、污物等，卫健委文件特别要求卫生保洁人员必须穿防护服和加长橡胶手套，戴防护面屏或者护目镜，必要时穿隔离衣和鞋套[10-11]。

四、预检分诊制度和流程管理

1. 如何实施预检分诊？

（1）时间：透析接诊前。为避免人多聚集，安排患者按照预约时间分批进行。

（2）地点：患者及家属进入透析室的第一道大门口。如果气温低影响体温测量，可以在大门口内完成。

（3）内容：①检查患者和家属是否按照要求正确佩戴口罩；②手持红外测温计测量患者及家属体温；③询问流行病学史和发热、咳嗽等呼吸道症状，检查流行病学调查表是否填写完整并签字；④填写预检分诊记录表。其中，前2项由门卫完成，后2项由护士完成[5-9, 14]。

（4）结果：包括预分诊人数、体温＞37.2℃者人数、症状或流行病学史异常人数以及处理方法；医护人员核对预分诊人数与实际透析人数是否一致并签字，交接班时进行汇报交接。

（5）预检分诊结束后，手持式红外测温枪用75%酒精或500 mg/L含氯消毒剂擦拭消毒，预检分诊区域紫外线灯照射30分钟进行环境消毒。

2. 特定期间血液透析流程有哪些改变？

以某医院血液透析室新冠肺炎疫情防控期间的工作流程为例（图 14-1）。

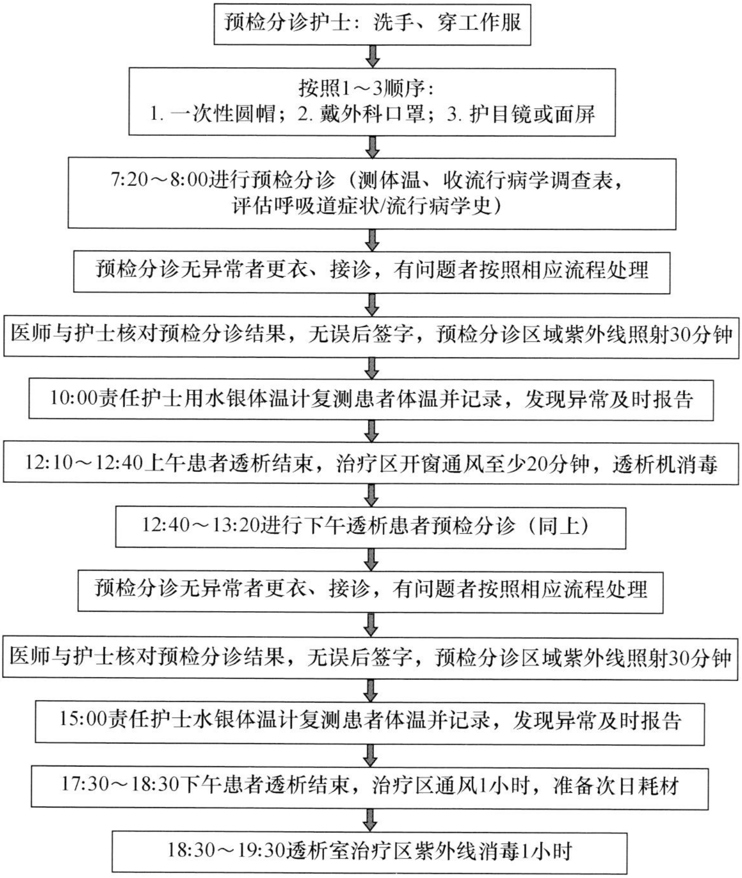

图 **14-1** 新冠肺炎疫情防控期间血液透析室的工作流程改变

注：重点患者用水银体温计复测体温、定时监测

五、病例与点评

患者，女，40 岁，因糖尿病肾病、尿毒症行规律血液透析 8 年。2020 年 2 月 12 日患者预分诊时红外体温计测体温 37.0℃，否认近 2 周内流行病学接触史和呼吸道症状，正常上机透析。透析 2 小时水银体温计测体温 37.0℃，2.5 小时患者出现寒战，测体温 37.3 ～ 37.9℃，追问患者发现其近一周咳嗽，少量白色泡沫样痰。另，患者糖尿病足多年，不定期口服抗生素。

1. 该患者如何处理？

尽管患者有糖尿病足多年，此次发热、咳嗽原因不能确定，不能除外呼吸道感染尤其新冠肺炎的可能性。我们按照透析患者出现发热应急预案，中止患者透析治疗，嘱咐患者到发热门诊就诊，告诉患者如果发热门诊为疑似或者确诊新冠肺炎需要隔离，我们将到隔离病房为其做床旁肾替代治疗，如果排除新冠肺炎且治疗后体温恢复正常 3 天，可以携带证明和就诊病历、化验检查结果，回到透析室恢复正常透析。

我们做好相应记录后，立即上报科主任。科室领导对该病例高度重视，反复叮嘱主管医师追踪患者是否就诊、体温变化、新冠肺炎诊治情况，同时要求关注邻近透析患者和暴露医护人员的体温和咳嗽等症状。

2 月 13 日电话联系患者，得知患者已经去发热门诊就诊，血常规检查白细胞计数正常（8.49×10⁹/μl），中性粒细胞比例 83.6%，淋巴细胞计数略低（0.64×10⁹/μl），红细胞、血小板大致正常，C 反应蛋白升高（18 mg/ml），咽拭子筛查甲型和乙型流感病毒抗原阴性，肺部 CT 和新型冠状病毒核酸尚未出结果。发热门诊临床诊断：发热、咳嗽原因待查，糖尿病足合并感染。处理：给予静脉抗生素治疗。

2. 该患者是否可以诊断疑似病例？

（1）患者糖尿病足感染可以引起发热，但血常规检查不支持细菌感染，再加上有咳嗽、少量咳痰等呼吸道症状，需要考虑新冠肺炎的可能。

（2）患者无明确的流行病学接触史，发热，血白细胞不高，淋巴细胞减少，均符合疑似特征，但诊断疑似病例尚需要肺部影像学结果支持。因为终末期肾病患者肺部往往有异常表现，胸部 X 线片往往不能鉴别有无小斑片影及间质病变，需要做胸部 CT。

2 月 14 日，患者胸部 CT 回报双侧胸腔积液，右肺上叶磨玻璃影，左肺上叶微结节，炎性结节可能大，右肺中叶、两肺下叶及左舌段炎性改变，建议抗感染后复查。复查血常规白细胞计数升高（$10.3 \times 10^9/\mu l$），中性粒细胞比例无明显变化（83.7%），淋巴细胞计数略升高（$0.88 \times 10^9/\mu l$）。

3. 能否接受该患者返回透析室常规透析？

专家组讨论认为患者没有流行病学接触史、白细胞逐步升高、胸部 CT 结果均不支持新冠肺炎，发热、咳嗽可能与糖尿病足及呼吸道细菌感染有关，建议积极抗生素治疗。考虑到没有传播传染病的风险，血液透析有利于患者抗感染治疗，建议患者回透析室常规透析治疗，安排相对隔离机位观察体温和呼吸道症状 2 周。

2 月 15 日患者体温 36.8℃，咳嗽、咳痰好转。

参考文献

［1］国家卫生健康委办公厅《医疗机构内新型冠状病毒感染与预防控制

技术指南（第一版）》（国卫办医函〔2020〕65号）.

［2］国家卫生健康委办公厅《新型冠状病毒感染的肺炎防控方案（第三版）》（国卫办疾控函〔2020〕80号）.

［3］国家卫生健康委员会《新型冠状病毒肺炎诊疗方案（试行第六版）》.

［4］北京大学第三医院《新型冠状病毒感染的肺炎诊疗和防控方案》（试行第六版）.

［5］国家肾脏病医疗质量控制中心《血液透析室（中心）防控新型冠状病毒肺炎疫情的专家建议》.

［6］国家肾病质控中心CNRDS工作组《血液透析室（中心）防控新型冠状病毒感染的关键质控环节（第一版）》.

［7］中国医师协会肾脏内科医师分会《对肾脏内科医师在新型冠状病毒感染防控期间医疗工作的指导意见》.

［8］中华医学会肾脏病学分会《关于血液净化中心（室）新型冠状病毒感染的防控建议》.

［9］北京市海淀区血液净化质量控制和改进中心《血液净化中心（室）新型冠状病毒肺炎防控建议》.

［10］国家卫生健康委办公厅《新型冠状病毒感染的肺炎防控中常见医用防护用品使用范围指引（试行）》（国卫办疾控函〔2020〕75号）.

［11］北京市卫生健康委员会《北京市新型冠状病毒感染的肺炎医务人员防护指南》.

［12］北京市血液净化质量控制和改进中心《关于新冠肺炎疫情期间发热病人透析指导的通知》.

［13］北京市医院感染管理质量控制和改进中心《北京市关于呼吸道传播性疾病（新型冠状病毒感染的肺炎）环境清洁消毒建议（试行）》.

［14］北京市医院感染管理质量控制和改进中心《新型冠状病毒肺炎疫情感染防控快速查阅工具》.

（王松　王悦）

第十五章

新冠肺炎防控期间肿瘤患者如何管理

我国已经把新冠肺炎（COVID-19）纳入乙类传染病，并按甲类传染病管理。已经发表的文章和临床经验显示，患者感染了新型冠状病毒后常出现发热和呼吸道症状，也可出现消化道症状。该病毒传染性强，主要通过呼吸道飞沫和密切接触传播，老年人和有基础疾病者感染后病情较重。肿瘤患者由于恶性肿瘤本身，或化疗/手术等治疗引起的全身免疫抑制状态，可能具有更高感染新型冠状病毒的风险和较差的预后。因此，科学防护、合理治疗对于肿瘤患者显得尤为重要，亦是肿瘤科医生的责任和使命。本章主要介绍新冠肺炎对肿瘤患者的危害、肿瘤患者中更容易感染的人群、常见症状及影像学特征的鉴别、治疗策略、住院及出院患者管理等问题，以在新冠肺炎防控期间，最大限度地降低对肿瘤患者的影响，更好地服务于肿瘤患者。

一、新冠肺炎对肿瘤患者的影响有多大？

2020 年 2 月 14 日，《柳叶刀·肿瘤》（*The Lancet Oncology*）在线发表了一项来自中国的新冠肺炎肿瘤患者的全国性研究[1]。该研究前瞻性收集了截至 2020 年 1 月 31 日来自全国 575 家医院 2007 例确诊感染新型冠状病毒的病例，剔除 417 例病史记录不全的患者，共 1590 例患者纳入研究。18 例患者具有恶性肿瘤病史，与非肿瘤患者相比，肿瘤患者具有更高的严重事件风险（严重事件是一个复合终点，主要是指进入 ICU 需要有创性机械通气或死亡患者的比例）（38.9% *vs.* 7.9%，$P = 0.0003$）。当重症终点同时纳入上述客观事件和医生临床判断时，也观察到类似的升高趋势（50.0% *vs.* 15.6%，$P = 0.0008$），多因素分析表明肿瘤是新冠肺炎患者发生严重不良事件的危险因素（OR 5.34，95%CI 1.80 ～ 16.18；$P = 0.0026$）。并且，近期接受化疗 / 手术治疗的患者（3/4，75%）比未接受治疗的患者（6/14，43%）具有更高的临床严重事件风险。Cox 回归模型评估时间依赖性严重事件的发生风险，发现肿瘤患者疾病恶化更迅速（至中位严重事件发生时间，13 天 *vs.* 43 天，$P < 0.0001$；HR 3.56）。由此可见，新冠肺炎对肿瘤患者的危害远大于非肿瘤患者。该项研究指出，新冠肺炎期间肿瘤患者的防治应以预防为重，并根据肿瘤患者风险提出新冠肺炎危机下针对肿瘤患者的三个主要策略：①在疾病流行地区，肿瘤处于稳定期的患者可考虑推迟辅助化疗和择期手术；②应为肿瘤患者和肿瘤幸存者提供更强的个人防护；③对于感染新冠肺炎的肿瘤患者，特别是高龄或具有其他合并症的患者，应给予更严密的观察或治疗[1]。此外，新冠肺炎疫情防控期间，各种预防感染的管控措施使得部分患者就医受到影响。因此，科学防护及优化诊疗方案显得尤为重要。

二、哪些肿瘤患者更容易感染新型冠状病毒？

- 高龄患者
- 合并基础疾病，尤其是结构性肺病的患者
- 免疫功能低下的患者，包括正在进行或近期接受化疗

的患者

- 正在应用激素或其他免疫抑制剂处理免疫治疗相关不良反应或放射性肺炎的患者

三、肿瘤患者出现发热怎么办？

（1）做好流行病学调查：①发病前 14 天内有无武汉市及周边地区，或其他有病例报告社区的旅行史或居住史；②发病前 14 天内是否曾接触过来自武汉市及周边地区，或来自有病例报告社区的发热或有呼吸道症状的患者；③发病前 14 天内与新型冠状病毒感染者（核酸检测阳性者）有无接触史；④有无新型冠状病毒感染聚集性发病。

（2）注意患者肿瘤及合并疾病治疗问题：对于无上述病史的患者，需要考虑是否合并肺炎（肺部感染、阻塞性肺炎、放射性肺炎、免疫检查点抑制剂相关肺炎等）？是否为粒细胞减少性发热？是否为肿瘤性发热？是否为留置导管导致的感染？回顾患者用药情况及近期用药变化，包括但不限于化疗药物、双磷酸盐、免疫检查点抑制剂、粒细胞集落刺激因子等。

（3）明确发热的热程、热型，有无伴随症状（原发病无法解释的咳嗽频率增加、呼吸急促、胸闷、呼吸困难等）。

（4）在做好个人防护及患者防护的前提下，细致且有重点地进行体格检查，勿遗漏以下部位：眼睑、皮肤、甲床、口腔（溃疡、牙龈）、浅表淋巴结、心脏杂音、肺部体征、肝脾触诊、神经病理征及脑膜刺激征等。

（5）完善相关检验及检查：具体包括血常规、肝肾功能、降钙素原、C 反应蛋白、红细胞沉降率、淋巴细胞亚群分类、凝血功能；完善相关的病原学检查；体温超过 38.5℃行血培养；

对于不能移动的患者，完善床旁胸部 X 线片；其他患者建议首选胸部 CT。

四、如何鉴别新冠肺炎发热及肿瘤患者常见发热，以及如何管理？

肿瘤患者出现发热，应该避免先入为主的观念，在新冠肺炎防控期间，需要做好新冠肺炎与其他感染性发热、粒细胞缺乏性发热、药物性发热、肿瘤性发热等病因的鉴别，鉴别要点及管理见表 15-1 和图 15-1。

五、胸部 CT 提示肺炎，如何区分新冠肺炎和肺癌以及其他相关疾病？

胸部 CT 目前是新冠肺炎患者的重要诊断工具之一，其在影像学上早期表现为多发的小斑片影及间质改变，以肺外带明显，进而发展为双肺多发磨玻璃影、浸润影，严重者可出现肺实变，胸腔积液少见。在肿瘤患者中，肺癌、肺转移癌、肺部肿瘤放射治疗或免疫检查点抑制剂相关性肺炎，CT 上亦可出现上述影像学表现。鉴别的重点在于流行病学调查以及患者治疗史，详见表 15-2。

六、新冠肺炎防控期间，如何制订肿瘤患者的治疗策略？

对于已确诊和治疗中的患者，若肿瘤处于稳定期或者术后，可考虑择期手术和推迟辅助化疗、一线化疗时间。若疾病处于活动期：①缓慢进展者，在原有治疗基础上联合口服抗血

表 15-1 肿瘤患者常见发热与新冠肺炎发热的鉴别及处理

	新冠肺炎发热	粒细胞缺乏性发热	药物性发热	肿瘤性发热[3]
定义	新型冠状病毒感染导致的疾病	单次体温≥38.3℃或体温≥38.0℃并持续1h以上；且中性粒细胞<0.5×10⁹/L或中性粒细胞<1.0×10⁹/L但预计48h内将<0.5×10⁹/L[2]	因用药导致的发热，可以是一种或多种药物直接或间接引起	癌症相关的非感染性发热，需要除外感染、药物等因素
主要病因	新型冠状病毒	主要为感染，但仅有40%~60%可明确病原菌，多为革兰阴性菌，如铜绿假单胞菌、鲍曼不动杆菌、嗜麦芽窄食单胞菌；部分出现病毒感染	与体质特异性有关，对部分药物发生高敏反应	肿瘤增长迅速、组织坏死、血缺氧坏死，或由于治疗引起肿瘤细胞大量破坏并释放肿瘤坏死因子，或肿瘤细胞本身分泌内源性致热原
病史采集重点	新冠肺炎流行病学史（4条中符合1条）	患者正在或近期接受治疗的开始时间、方案，具体剂量，既往用药的情况；有无盆腔放射治疗史	近期药物应用史，如抗骨转移的双磷酸盐类药物，免疫检查点抑制剂，干扰素、白介素2等生物免疫调节剂，粒细胞集落刺激因子，某些化疗药物如吉西他滨等，常发生于用药3天内	发热的病程，判断热型，明确有无伴随症状

（续表）

	新冠肺炎发热	粒细胞缺乏性发热	药物性发热	肿瘤性发热[3]
临床表现	发热和（或）呼吸道症状，少数患者伴有鼻塞、流涕、咽痛、腹泻等不适。重症患者发病1周出现呼吸困难和（或）低氧血症，严重者快速进展为急性呼吸窘迫综合征、休克	临床表现多样，可表现为肺部感染，可有呼吸道症状；亦可为消化道、泌尿系统、皮肤等感染表现	热型无规律，可表现为稽留热、弛张热、间歇热等。最高体温可达39～40℃，一般无特殊不适，伴有乏力、肌肉酸痛等流感样症状；患者通常精神好，与热度不成比例	发热持续时间较长，持续2周以上，为间歇热或不规则热，每天至少一次达温度高于37.8℃，最高可达40℃以上，无明显寒战。出汗等中毒症状；即使发热，很少出现心动过速
体格检查重点	除肺部查体外，需要密切注意多器官受损	肺部、消化道、泌尿系统、置管保留或静脉穿刺部位、皮肤及肛周等	注意皮肤检查，有时可伴皮疹	重点是除外感染、过敏等因素
实验室检查要点	新型冠状病毒核酸检测阳性；发病早期白细胞总数正常或降低，或淋巴细胞计数降低，降钙素原正常；部分患者可出现肝酶、肌酶、肌红蛋白、乳酸脱氢酶升高	中性粒细胞绝对计数（ANC）$< 0.5 \times 10^9$/L，或ANC$< 1.0 \times 10^9$/L但预计48 h后ANC$< 0.5 \times 10^9$/L；血培养＋药敏可协助寻找病原学及药物	无特异性指标，血常规、降钙素原一般正常，细胞沉降率略降升高	血常规、降钙素原一般正常，红正常，可有白细胞升高或贫血；无感染依据

（续表）

	新冠肺炎发热	粒细胞缺乏性发热	药物性发热	肿瘤性发热 [3]
胸部 CT	早期可表现为多发小斑片影及间质改变，以肺外带明显，进而发展为双肺多发磨玻璃影、浸润影，严重者可出现肺实变。胸腔积液少见。轻型可无影像学感染征象	可无感染征象；若合并肺部感染，胸部 CT 可表现为相应部位的炎症表现	无感染征象	无感染征象
病程	潜伏期 1～14 天，多为 3～7 天	数天至 2 周，多不超过 1 周，与粒细胞恢复时间相关	1～3 天可退热	时间较长，大于 2 周
治疗原则	在具备有效隔离和防护条件的指定定点医院进行隔离治疗；加强对症支持治疗，维持水电解质平衡，监测生命体征，及时有效氧支持治疗，必要时呼吸机支持治疗；	应用粒细胞集落刺激因子治疗；尽早应用抗生素；结合当地流行病原菌及耐药流行病学数据，疾病复杂性进行个体化评估，初始可经验性抗菌治疗。对患者进行行危险分层，低危患者可口	给予物理降温，对乙酰氨基酚等解热镇痛药对症治疗，严重者应使用糖皮质激素治疗	萘普生可有效缓解，比其他非甾体类抗炎药物起效更快；有效的抗肿瘤治疗可控制性发热，经验性抗生素治疗多无效

（续表）

新冠肺炎发热	粒细胞缺乏性发热	药物性发热	肿瘤性发热[3]
可尝试 α- 干扰素等抗病毒治疗，避免盲目或不恰当应用广谱抗生素	服或静脉注射喹诺酮类、阿莫西林等抗生素，高危患者建议住院治疗，并选择静脉抗生素治疗，选择能覆盖铜绿假单胞菌等革兰氏阴性菌的广谱抗菌药物；病程较长、身体较差的患者需要注意病毒和真菌感染的筛查和治疗		

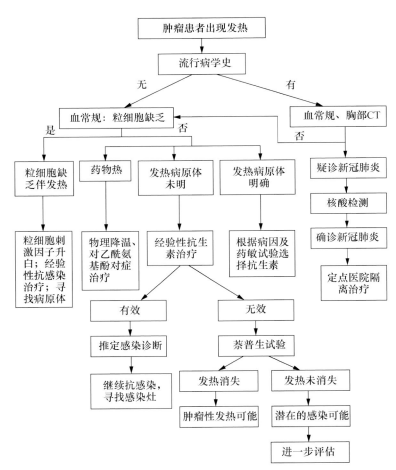

图 15-1　肿瘤患者发热与新冠肺炎鉴别简图

表 15-2 新冠肺炎及常见疾病的鉴别要点

疾病	病史	症状/体征	实验室检查	影像学特征
新冠肺炎	流行病学史	发热和（或）呼吸道症状，严重者出现呼吸困难	白细胞总数正常或下降，淋巴细胞数减少；新型冠状病毒核酸检测（＋）	多发小斑片影及间质改变，以肺外带明显；可迅速发展为双肺多发磨玻璃影、浸润影，严重者可出现肺实变。胸腔积液少见
肺部感染	基础疾病，免疫状态，感染接触史	无特异性症状及体征；咳嗽、咳痰、发热，伴或不伴咯血	白细胞增高，病原学检测	表现多种多样，需要注意结核、真菌感染
肺癌	吸烟史，症状持续时间及发展过程	早期无特异性症状，可表现为咳嗽、咳痰、痰中带血、咯血、胸痛；晚期可伴随器官转移相应症状	血肿瘤标志物可显著升高，细胞学及组织学证实	可以表现为磨玻璃样病变、肺内肿块样/不伴阻塞性肺炎、炎症型肺癌，可伴有癌性淋巴管炎、胸腔积液等表现
药物诱导间质性肺炎	化疗药物治疗史（紫杉类药物、培美曲塞、博来霉素等），靶向药物治疗史（EGFR-TKIs，ALK TKIs 等）	进行性呼吸困难，后续可以出现发热	无特殊	CT 提示肺部间质性浸润、实变影

（续表）

疾病	病史	症状/体征	实验室检查	影像学特征
免疫检查点抑制剂诱导性肺炎（CIP）[4]	免疫治疗药物使用史（anti-PD-1/PD-L1, anti-CTLA4 用药史）	无特异性症状，表现为咳嗽，呼吸困难，活动耐量下降，合并感染可出现发热	血常规可正常或升高（白细胞和中性粒细胞），炎性指标C反应蛋白和红细胞沉降率可升高	可表现为磨玻璃影、实变、纤维条索、小叶间隔增厚、牵张性支气管扩张，小结节影、网状影。结合病理的影像学类型最常见的为机化性肺炎，其次可以表现为非特异性间质性肺炎、弥漫性肺泡损伤/急性呼吸窘迫综合征、过敏性肺炎等；多累及双肺，多叶段，亦可出现单肺，单叶段，复发患者病变部位可游走
放射性肺炎（RP）[5]	放疗后 1～3 个月多见	呼吸困难，伴/不伴干咳，同期或后期可出现发热，需要查找感染因素	无特异性指标	可表现为渗出样改变及间质性病变，严重者可出现机化性肺炎，病变主要分布在照射野内；可根据正常组织的放射剂量及剂量范围进行预判

管生成药物或其他抗肿瘤药物；②局部进展者，原有治疗基础上联合局部放射治疗；③快速进展者，充分评估患者治疗风险获益比，在获益更多时，可根据疾病状态制订相应治疗方案。整体治疗过程中，在不影响疗效的情况下，可适当推迟治疗或换用等效的口服药物治疗。

对于新确诊、有根治性治疗机会的患者，建议进行多学科讨论，制订最佳诊疗策略。对于急症患者，在做好防护的前提下，首选局部治疗。

对于新发现肿瘤病变的患者，在排除新冠肺炎的情况下，完善全面检验及检查，在做好防护的前提下，完成组织或细胞学检测及相关基因检测，根据结果制订具体治疗方案。

七、新冠肺炎防控期间，肿瘤患者化疗如何实施？

加强肿瘤患者和肿瘤幸存者的个人防护意识，并指导个人防护。

化疗遵从就近原则，外地患者新冠肺炎防控期间首选于当地治疗；对于更容易感染新冠肺炎的肿瘤患者，特别是高龄或具有其他合并症的患者，应给予更严密的观察或化疗前进行充分评估，避免不必要的化疗。

治疗方案应选用患者药物可及、高效、低毒的方案，首选居家完成的治疗方案，如口服药物；对于病情稳定、不良反应较轻的患者，可适当延长处方时间 1 ～ 2 个周期，并做好药物使用前检验指导（如肺癌靶向药物、乳腺癌内分泌治疗药物，及胃肠道肿瘤口服治疗药物卡培他滨、替吉奥、瑞戈菲尼、阿帕替尼等）；对于需要住院治疗的患者，需要严格筛选，并根据住院的必要性、急迫性进行安排。

对于所有患者，应做好患者疫情期间居家管理的相关指导，如不良反应的监测和处理、运动及饮食指导等；主管医师可通过线上医疗或电话与患者进行沟通，了解患者病情、治疗的不良反应，并给予相应指导。

八、新冠肺炎防控期间，化疗周期及复查时间应该如何安排？

目前常用化疗方案的周期是 14 或 21 天为 1 周期，因疫情防控原因不能按时接受治疗、疾病稳定的患者可酌情延长 1～2 周，或者根据患者具体情况，在和主诊医师充分沟通后，适度调整。部分术后低复发风险患者，如不能及时化疗，可更改为口服药物治疗。复发及转移的患者，尽量使用口服药物治疗，治疗周期可根据患者病情个性化调整。

术后无病灶患者，术后 5 年内复查间期可为 3～6 个月。如患者无临床不适，可适度延长复查时间。晚期患者、复发及接受新辅助化疗的患者，根据患者实际情况，可针对靶病灶重点复查。复查时间可根据患者症状、体征、体力、体重、食欲、大小便及睡眠等情况进行预判，疾病好转的患者，可适当延长 1～2 个周期进行检查。

九、新冠肺炎防控期间，肿瘤门诊工作如何进行？

门诊需要完善肿瘤患者及陪同家属的新冠肺炎流行病学调查，并记录患者来医院的交通方式，公共交通建议留取交通方式及车次或者航班号。来自疫区、或有疫区接触史、或有新冠肺炎病例接触史、或是新冠肺炎聚集性发病地区的患者，隔离满 2 周无发热等相关症状者，方可门诊看病。

门诊就诊前完成体温检测，如为发热患者需要在发热门诊完成新冠肺炎筛查，除外新冠肺炎及新冠肺炎疑似病例方可就诊。

门诊就诊时，每次诊疗活动限制一室一人，陪同家属需要在外等候；患者需要采取全程佩戴口罩等防护措施。

门诊建议采取全面预约制度，取消现场挂号或加号；门诊工作可结合线上医疗等平台完成。

十、新冠肺炎防控期间，如何做好住院管理？

病房功能需要重新划分；按照传染病防控，设立疑似患者独立的隔离病房；病房按照污染区、半污染区、清洁区等进行功能区域划分。

患者住院前完成相应流行病学调查工作。

对于能预先判断收治时间的患者，对患者进行个人防护宣传，并嘱患者监测体温，可每天监测，2 周无发热患者可优先入院；对于急诊或发热患者，需要完成新冠肺炎筛查，除外新冠肺炎或新冠肺炎疑似病例方可收入院。

入院当天，如患者出现发热，需要发热门诊完成筛查，除外新冠肺炎之后方可接收；入院后患者需要佩戴口罩，病情重的患者可留一名家属陪护；原则上严禁探视。治疗期间需要继续监测患者体温变化，如出现发热，需要完善相关化验及 CT 检查，必要时请呼吸与危重医学科或感染科会诊；遇到疑似病例，根据传染病进行上报，完成后续诊疗工作；出院给予详细指导，并在出院后给予线上或电话咨询进行沟通和指导。

病房医生和护士平常诊疗工作采用标准防护，在进行有创操作、接触患者体液、血液操作前，加强防护。具体见流程图 15-2。

- 外地患者首选当地治疗，主诊医院可提供方案及相关信息，必要时可与主诊医师线上沟通
- 入院前：住院总医师电话联系拟入院患者及家属，进行患者及陪同家属的流行病学调查：① 发病前14天内有无武汉市及周边地区，或其他有病例报告社区的旅行史或居住史；② 发病前14天内是否曾接触过来自武汉市及周边地区，或来自有病例报告社区的发热或有呼吸道症状的患者；③ 发病前14天内与新型冠状病毒感染者（核酸检测阳性者）有无接触史；④ 有无聚集性发病

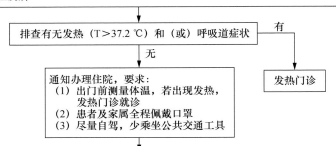

```
┌─────────────────────────────────────────────┐   有
│  排查有无发热（T>37.2 ℃）和（或）呼吸道症状  │ ──────┐
└─────────────────────────────────────────────┘       │
                    │ 无                                 ▼
                    ▼                            ┌──────────┐
┌─────────────────────────────────┐            │ 发热门诊 │
│  通知办理住院，要求：            │            └──────────┘
│  (1) 出门前测量体温，若出现发热，│
│      发热门诊就诊                │
│  (2) 患者及家属全程佩戴口罩      │
│  (3) 尽量自驾，少乘坐公共交通工具│
└─────────────────────────────────┘
```

入院当日筛查及流程：
(1) 患者及家属前往住院处办理住院手续，同时测量体温，填写《住院患者流行病学调查表》
(2) 入病房前再次测量体温，若T>37.2℃，前往发热门诊筛查，除外新冠肺炎后，方可入院
(3) 患者及家属从指定病房通道入内，相关主管医师及主管护师接诊；每位患者限1名家属陪同，谢绝探视
(4) 入院后对每位患者再次筛查流行病学史
(5) 外地患者记录来京时间及方式：自驾（车牌号）、火车（列车号）、飞机（航班号）
(6) 每日填写《新冠肺炎防控期病房自查表》

住院期间：
(1) 新入院患者安排单间，住院时间超过14天后无发热及呼吸道症状，可考虑病房合并以增加其他患者治疗机会，但每个病房不超过2位患者，按照床距2米密度入住
(2) 陪住家属入病房前测量体温，必须携带身份证，在主班护师处实名填表备案，并填写流行病学登记表。建议患者与陪住家属在医院订餐，除外出做检查外，患者及家属尽量不要离开病房
(3) 外出检查患者由医辅人员陪同，尽量减少在病房外逗留时间
(4) 住院患者每日测量2~4次体温，主管医师、上级医师和主管护士查房时注意询问呼吸道症状
(5) 病床分配管理尽量以主管医师和护士为核心，采取病房属地化管理，固定医护及病房关系
(6) 严格遵循三级医师查房制度。疫情期间病房医师在医生办公室进行病例讨论。床边查房时，住院医师只跟随上级医师查自己所管患者

图 15-2　新冠肺炎期间肿瘤病房管理流程

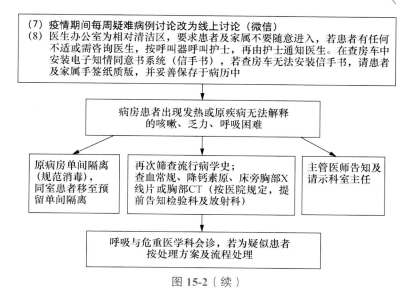

（7）疫情期间每周疑难病例讨论改为线上讨论（微信）
（8）医生办公室为相对清洁区，要求患者及家属不要随意进入，若患者有任何不适或需咨询医生，按呼叫器呼叫护士，再由护士通知医生。在查房车中安装电子知情同意书系统（信手书），若查房车无法安装信手书，请患者及家属手签纸质版，并妥善保存于病历中

病房患者出现发热或原疾病无法解释的咳嗽、乏力、呼吸困难

原病房单间隔离（规范消毒），同室患者移至预留单间隔离

再次筛查流行病学史；查血常规、降钙素原、床旁胸部X线片或胸部CT（按医院规定，提前告知检验科及放射科）

主管医师告知及请示科室主任

呼吸与危重医学科会诊，若为疑似患者按处理方案及流程处理

图 15-2（续）

参考文献

［1］Liang W，Guan W，Chen R，et al. Cancer patients in SARS-CoV-2 infection：a nationwide analysis in China. Lancet Oncol，2020. published online Feb 14. DOI：https://doi.org/10.1016/S1470-2045（20）30096-6.

［2］Lyman GH，Rolston KV. How we treat febrile neutropenia in patients receiving cancer chemotherapy. J Oncol Pract，2010，6：149-152.

［3］Zhang H，Wu Y，Lin Z，et al. Naproxen for the treatment of neoplastic fever：A PRISMA-compliant systematic review and meta-analysis. Medicine（Baltimore），2019，98（22）：e15840.

［4］王汉萍，郭潇潇，周佳鑫，等. 免疫检查点抑制剂相关肺炎的临床诊治建议. 中国肺癌杂志，2019，22（10）：621-626.

［5］Hanania AN，Mainwaring W，Ghebre YT，et al. Radiation-induced lung injury：assessment and management. Chest，2019，156（1）：150-162.

（刘燕娥　曹宝山）